KB124974

우리가 몰랐던

장이 좋아지는
1분 면역력의
놀라운 건강습관

우리가 몰랐던

장이 좋아지는
1분 면역력의
놀라운 건강습관

고바야시 히로유키 지음 | 박선무 감수
고선윤 · 박은정 옮김

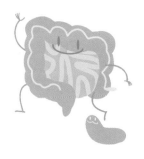

ⴑ 중앙생활사

머리말

'장을 위한 생활습관'을 들이면
면역력이 쑥쑥 오른다!

최근 신형 코로나바이러스 대책 등으로 **'면역력 강화'**가 주목을 받고 있습니다. 면역은 몸 안에서 발생한 암세포와 밖에서 침입한 세균과 바이러스 등을 항상 감시하고 공격하는 자기 방어 시스템입니다. 면역의 구조는 매우 정교해서 면역 세포 몇 개가 서로 협조하면서 작용합니다.

우리 몸 주변에는 병을 부르는 병원체가 아주 많습니다. 이런 것들은 외부에서 침입하기도 하고 몸 안에서 만들어지기도 하지만, 그래도 쉽게 발병하지 않는 것은 여러 면역 세포가 함께 작용해서 병이 발생하지 않도록 지키기 때문입니다.

몸 안의 면역 세포 약 70%가 장내 장벽 주변에서 대기하고 있다는 사실을 우리는 알고 있습니다. 그러므로 장내 환경을 잘 다스려야 합니다. 또 면역 세포는 장내에서 적을 공격할 뿐 아니라 혈류를 타고 온몸을 돌면서 곳곳에서 전쟁을 합니다.

놀라운 사실은 이것만이 아닙니다. **소장 일부에는 '파이어 판** Peyer's patch**'이라는 면역 장치가 있는데, 여기서 면역 세포들이 인체에 해로운 적을 학습하고 훈련한다**는 사실입니다.

장은 이렇게 생명과 관계되는 중요한 임무를 맡고 있지만 그 기능이 나빠지면 면역력이 떨어져 몸에 해로운 물질도 영양분과 함께 흡수합니다. 그래서 감기와 인플루엔자 등 바이러스에 잘 감염되어 병에 쉽게 노출되는 몸이 됩니다.

그뿐 아니라 면역력 저하는 몸 안에 유해한 물질의 발생을 초래하기 때문에 암세포를 증식하는 원인이 되고 발병 위험도 높아집니다.

면역 세포의 기능이 나빠지면 이런 증상이 나타납니다.

• 바이러스, 감염증 등에 잘 걸리게 된다.
• 피부가 거칠어진다.
• 알레르기 증상꽃가루 알레르기, 아토피 등이 잘 나타난다.
• 설사를 자주 한다.

• 쉽게 피로해진다.

그럼 면역력을 유지하고 향상하려면 어떻게 해야 할까요? 면역력을 높이는 가장 좋은 방법은 장내 환경을 잘 다스리는 것입니다.

1. 장내 세균을 다스린다

장은 식사를 하거나 호흡을 할 때마다 세균과 바이러스를 만납니다. 면역 세포의 약 70%가 장에서 만들어집니다. 따라서 장내 유익균의 먹이가 되는 식품을 먹는 것이 중요합니다.

2. 몸 전체의 신진대사를 좋게 한다

체온이 올라가면 면역력이 높아집니다. 면역 세포는 혈액 안에 있는데 체온이 떨어져 혈액순환이 나빠지면 몸 안 이물질을 공격할 수 없습니다. 면역력을 정상으로 유지하는 체온은 36.5℃ 정도라고 합니다.

체온이 1℃ 떨어지면 면역력은 30% 떨어지고, 반대로 1℃ 올라가면 일시적으로는 최대 5~6배 높아진다고 합니다. 따라서 체온을 올리는 것이 중요하다는 사실을 잘 알 수 있습니다.

3. 생활습관을 되돌아본다

특히 자율신경의 균형이 중요합니다. 자율신경은 교감신경과 부교감신경 두 계통으로 조절됩니다. 교감신경이나 부교감신경 어느 한쪽의 긴장이 지속되면 면역력이 떨어집니다. 따라서 적정한 긴장낮에는 교감신경 우위과 완화밤에는 부교감신경 우위의 균형이 필요합니다.

장은 '제2의 뇌'라고 일컬어지지만 뇌보다 훨씬 먼저 탄생한 장기입니다. **사람이 바이러스를 극복하고 활력을 되찾을 수 있는 '원점'은 역시 장에 있습니다.** 그럼 어떻게 해야 장이 힘을 발휘해서 면역력을 높여줄까요.

이 책에서는 장 활동을 높이는 간단한 방법을 정리했습니다. 하나하나 '1분에 가능하다', '1분에 알 수 있다' 등 아주 간단한 방법으로 할 수 있는 것들입니다.

면역력을 높이는 것만이 아니라 기능이 떨어지지 않게 유지하는 것도 중요합니다. 모든 것이 완벽해야 한다고 집착하기보다는 할 수 있는 일부터 도전하는 것이 좋습니다.

우선 2주간 계속해보십시오. 작은 변화를 실감할 수 있을 것입니다.

차례

STEP 1 1분 만에 '면역 스위치' 켜는 아침의 장 습관

STEP 2 면역력 강화!
장의 비밀

STEP 3 면역력 강화!
장이 좋아지는 식습관

STEP 4   면역력 강화!
장을 다스리는 생활습관

STEP 5 장을 건강하게 하고
면역력을 높이는 스트레칭!

STEP 1

1분 만에
'면역 스위치' 켜는
아침의 장 습관

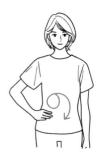

'장을 위한 생활습관'
성공 비결은 아침에 있다!

"출근시간 직전에 급하게 일어나서 아침밥도 먹지 않고 허둥지둥 집을 나섭니다."

"특별한 일 없이 늦게까지 잠을 이루지 못해서 아침이 매우 힘듭니다."

자신의 아침 모습이 이러하다면 주의해야 합니다. 장이 스트레스를 받는 생활이라고 할 수 있습니다.

장을 위한 생활은 '아침'에 시작됩니다. 예부터 "일찍 일어나는 새가 먹이도 먼저 먹는다"는 속담이 있습니다. 장도 예외가 아닙니다. 그 이유를 설명하겠습니다.

아침은 자율신경이 부교감신경에서 교감신경으로 전환되는 시간

입니다. 자율신경은 호흡과 심박동 수, 혈압 등 인간의 생체와 관계되는 활동을 조절하는 신경입니다. 긴장하거나 흥분했을 때 또는 일할 때 활발해지는 교감신경과 휴식을 취할 때나 잠을 잘 때 활발해지는 부교감신경이 균형을 잘 이루도록 일을 합니다.

아침에 일어나면 천천히 부교감신경에서 교감신경으로 전환됩니다. 그런데 허둥지둥 분주하면 교감신경의 기능이 빠르게 상승되어 전환이 순조롭게 되지 않습니다. 이런 날은 하루 종일 자율신경의 균형이 불안정합니다.

자율신경은 장의 움직임과 관계가 있어서 장 기능 자체에도 영향을 미칩니다. 이런 생활이 반복되면 장은 점점 본래 기능을 할 수 없는 상태가 됩니다.

장이 본래 기능을 하도록 '스위치'를 켜는 때가 아침입니다. 따라서 아침이야말로 몸의 리듬, 장의 리듬을 찾아서 하루를 순조롭게 시작하기 위한 중요한 시간이라고 할 수 있습니다.

여기서는 장을 위해 반드시 실행해야 할 '아침의 황금 습관'을 순서대로 소개하겠습니다. 튼튼하고 건강한 장을 만드는 열쇠는 아침에 있습니다.

가장 중요한 것은 여유를 가지고 일어나는 일입니다. 여유가 있으면 아침을 든든하게 먹을 수 있습니다. 아침을 먹으면 장운동을 촉진해 좋은 배변 리듬을 가질 수 있습니다. 일찍 일어나는 것은 아침 시간을 제대로 보내는 첫 관문입니다. 평소보다 30분 일찍 일어나도록 노력해봅시다.

　자기 전에 자명종을 준비합니다. 먼저 1주간 이를 계속해보십시오. 자명종은 크고 요란한 소리가 나는 것보다 나직하고 평안한 소리나 음악을 추천합니다. 이것이 자율신경 전환에 도움이 되고 균형을 잘 이루게 합니다.

　"아침에 일어나기가 힘들다."

　이런 마음은 가지지 마십시오. 생각부터 버리십시오. 생각을 하면 오히려 스트레스가 되어 장에 좋지 않습니다. 늦잠을 자게 되면 "내일은 일찍 일어날 거야" 하고 별일 아닌 듯 가볍게 넘기면서 집착하지 않는 것이 좋은 습관을 들이는 요령입니다.

　그러다보면 어느 날부터 정해진 시간에 상쾌하게 일어날 수 있습니다. 여유를 가지고 일어나면 마음이 넉넉해져 하루를 즐겁게 시작할 수 있습니다.

그다음 가능한 일부터 '아침의 황금 습관'에 도전하면 됩니다. 날로 속도가 더해지면 '장을 위한 활동'의 절반은 성공했다고 할 수 있습니다.

아침을 지배하는 사람은 장도 지배합니다. 장이 달라지면 인생이 달라집니다!

스트레칭으로 장을 깨우다

급하게 일어나 머리가 멍하면 하루 종일 기분이 가라앉고 의욕도 없습니다. 이런 경험이 있을 텐데, 이는 장도 마찬가지입니다. 장이 잠에서 잘 깨지 않으면 하루 종일 상태가 좋지 않습니다. 반대로, 아침에 잘 일어나면 장은 하루 종일 기능을 잘합니다.

장운동으로는 아침 스트레칭이 좋습니다. 스트레칭으로 자극해서 장이 잠에서 잘 깨도록 합니다. 연동운동_{소화관 수축운동}을 하면 배변 **스위치도 잘 켜집니다.**

이번에 소개할 것은 '간단 트위스트', '몸 펴기 스트레칭', '장 자극 스트레칭' 세 가지입니다. 누운 채로 또는 선 채로 할 수 있는 간단한 스트레칭입니다. 장에 부드러운 자극을 주어 연동운동을 촉진하는 것이 목적입니다. 언제라도 장 기능을 높이는 효과가 있지만, 배변 시간대인 아침에 하면 더 좋은 효과를 기대할 수 있습니다.

'간단 트위스트'는 하늘을 보고 누워 배의 힘을 뺀 다음 양무릎을 천천히 옆으로 눕히는 운동입니다. 배를 비트는 것으로 장의 연동운동 효과를 높입니다.

'몸 펴기 스트레칭'은 양다리를 쭉 뻗는 것이 중요합니다. 장에 적당한 자극을 주는 것과 동시에 자율신경의 균형을 잡아주는 데 도움이 됩니다.

'장 자극 스트레칭'은 엎드려 누워서 상체를 가능한 한 많이 뒤로 젖히고, 다음에는 바로 누워서 배꼽이 보일 정도로 상체를 들어 올리는 스트레칭입니다. 복근도 강화되고 장의 연동운동도 촉진해서 장에 자극을 주는 효과가 있습니다.

장을 튼튼하게 만들려면 먹고 마시는 '안에서부터의 접근법'만이 아니라 스트레칭 등과 같은 '바깥으로부터의 접근법' 또한 빼놓을 수 없습니다. 특히 아침에 하는 스트레칭은 장을 깨웁니다.

그날 기분에 따라 하나만 선택해서 해도 좋고 잘할 수 있는 스트레칭을 조합해서 해도 좋습니다. 장은 바로 반응할 테니 1분이라도 매일 아침 지속하는 것이 중요합니다.

1분 만에 '면역 스위치' 켜는 아침의 장 습관

간단 트위스트

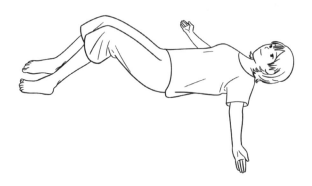

❶ 하늘을 보고 누워서 양 무릎을 가지런히 직각이 될 정도로 세운다.
팔은 좌우로 넓게 벌리고 손바닥이 위를 향하게 한다.

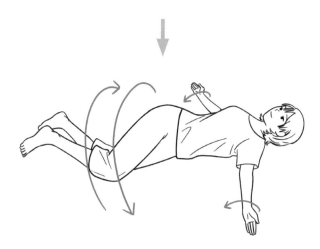

❷ 숨을 내쉬면서 양 무릎을 모은 채 천천히 옆으로 눕힌다.
무릎의 움직임에 따라 손바닥을 아래로 향하게 한다. 숨을 들이마시면서 ①의 자세
로 되돌린다. 반대 방향도 같은 자세를 반복한다.

몸 펴기 스트레칭

양팔을 위로 쭉 뻗고 머리 위에서 손목을 교차한다. 호흡하면서 천천히 옆구리 근육을 쭉 펴는 것이 요령이다.

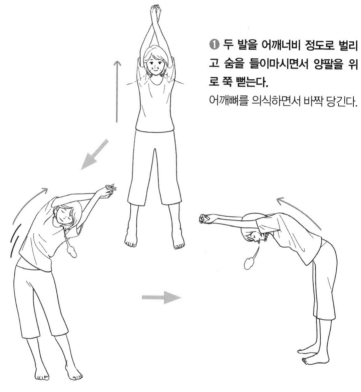

❶ 두 발을 어깨너비 정도로 벌리고 숨을 들이마시면서 양팔을 위로 쭉 뻗는다.
어깨뼈를 의식하면서 바짝 당긴다.

❷ 숨을 내뱉으면서 천천히 상체를 옆으로 구부린다.
옆구리가 쭉 펴지는 것을 의식하고 상체가 제대로 펴졌다면 원래로 되돌린다. 똑같이 반대편으로도 구부린다.

❸ 숨을 내뱉으면서 상체를 천천히 앞으로 구부린다.
어느 정도 구부렸으면 숨을 들이마시면서 상체를 일으킨다. 이것을 몇 번 반복한다.

1분 만에 '면역 스위치' 켜는 아침의 장 습관

장 자극 스트레칭

❶ **엎드린 상태로 무릎을 굽히고 양팔로 몸을 지탱하면서 상체를 들어 올린다.**
상체를 똑바로 세운 상태로 30초 정도 자세를 유지한다. 상이 적당히 자극되고, 이 자세로 천천히 심호흡을 하면 부교감신경도 상승하는 효과가 있다.

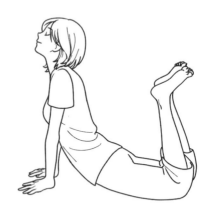

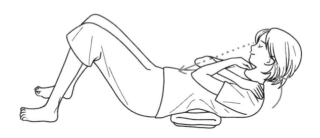

❷ **허리 밑으로 쿠션을 깔고 눕는다.**
무릎을 세우고, 손은 가슴 위에서 교차해서 어깨를 잡는다. 이 자세로 배꼽을 볼 수 있을 만큼 상체를 올린다. 호흡을 멈추지 않고 20회 정도 반복한다. 복근이 단련되고 장의 연동운동이 촉진되어 변비 해소에 도움이 된다.

3

일어나면 아침 햇빛을 받으며
생체시계를 초기화한다

장에 가장 중요한 시간은 '아침'입니다. 아침에 자율신경을 조절하고 '생체시계'를 초기화할 수 있기 때문입니다. 사람 몸에는 하루의 시간 흐름에 맞추어 신진대사와 호르몬 분비 등을 하는 '생체시계'가 있습니다.

이 기능이 제대로 작동하지 않으면 자율신경 기능에 혼란이 생겨 장의 움직임도 정체되고 맙니다.

인간을 포함한 생물은 예부터 아침에 해와 함께 일어나 낮에 활동하고, 해가 짐과 더불어 잠을 자는 생활을 해왔습니다. 생체시계는 지구 자전에 따른 낮과 밤의 순환에 적응하려고 얻은 기능이라고 생각합니다.

그런데 이 생체시계는 24시간에 딱 맞추어 움직이지 않습니다. 아주 미묘하게 어긋나 있어서 정확히 기능하게 하려면 매일 아침 초기화해서 수정해야 합니다.

그럼 어떻게 해야 할까요. 방법은 아주 간단합니다. 매일 아침 햇빛을 보면 됩니다. 생체시계는 눈 안쪽의 시교차 상핵이라는 부위에 있는데, 누구나 하루 약 25시간으로 설정되어 있습니다. 그런데 강한 빛을 쬐면 생체시계의 바늘이 약 1시간 전으로 되돌아갑니다.

일어나면 맨 먼저 방 안의 커튼을 걷고 아침 햇살을 온몸으로 받기 바랍니다. 깜빡하고 커튼 걷기를 잊을 것 같으면 암막이 아니라 빛이 통과되는 커튼을 다는 것도 하나의 방안입니다. 해가 뜨면서 빛이 조금씩 들어와 기분 좋게 잠에서 깨어납니다.

방에 빛이 잘 들어오지 않는다면 일어나자마자 현관 밖이나 베란다로 나가는 방법도 생각해봅시다. 이때 심호흡을 해서 바깥 공기를 한껏 마시면 몸속에 산소가 전해져 몸이 완전히 깨어납니다.

아침 햇빛을 받으면서 얻을 수 있는 장점은 이것만이 아닙니다. 태양의 빛을 감지하면 멜라토닌이라는 수면 촉진 호르몬이 분비를 멈추었다가 14~15시간 뒤 다시 분비를 시작합니다. 그리고 2~3시간 후 최고조를 맞이합니다.

예를 들어 아침 6시에 일어나면 14~15시간 후인 밤 8~9시에 멜라토닌 분비가 재개되어 그 2~3시간 후인 밤 11시경에는 자연스럽게 잠을 청할 수 있게 됩니다.

멜라토닌에는 면역력을 높이는 힘도 있어서 잠만 잘 자도 질병 예방에 도움이 되는 효과를 기대할 수 있습니다.

장 건강에는 아침이 중요한데, 변비 환자 중에는 밤에 잠을 자지 못해서 아침에 일어나기 어렵다는 사람이 적지 않습니다. 기상 시간이 불규칙하면 멜라토닌을 분비하는 시간이 어긋나 규칙적인 생활을 할 수 없습니다. 이런 분은 가능한 한 정해진 시간에 일어나 아침 햇빛을 보십시오.

생체시계가 올바르게 작동하면 밤에 장을 움직이는 부교감신경이 제대로 기능해서 다음 날 자연스러운 배변 활동으로 이어집니다. 이렇듯 선순환을 하면 장운동도 좋아집니다.

4

아침에 물을 한 잔 마신다

변비에 시달리는 사람들에게 아침 시간을 어떻게 보내는지 물어보면 허겁지겁 일어나서 분주하게 준비하고 일터로 나가는 사람이 적지 않았습니다. 이것으로는 장 기능이 좋아지지 않습니다.

그래서 꼭 실천하도록 말씀드리는 것이, **아침에 일어나면 물한 잔을 마시자**입니다. 장은 수면 중에 소화와 흡수를 끝내고 아침에는 활동을 하지 않습니다. 그래서 물을 마시는 것으로 장을 잠에서 깨우는 것입니다.

비어 있는 위에 물이 들어가면 장을 자극합니다. 그 결과 연동운동 스위치가 켜지고 순조로운 배변 활동으로 이어집니다.

물을 마실 때는 '단숨에' 마시는 것이 중요합니다. 그래야 장이 자극을 받습니다. 물은 차갑든 따뜻하든 상관없지만 몸을 차게 하고 싶지 않을 때는 데워서 마시면 됩니다.

장의 길이는 소장과 대장을 합해서 7m 이상입니다. 장의 연동운동이 정체되면 음식물 통과가 느려지고 장 안에서 흐름이 멈춥니다. 그러면 장벽이 수분을 흡수해서 변이 딱딱해지고 변비가 됩니다. 변비가 이어지면 이른바 숙변이 쌓이고 변이 부패하기 시작합니다. 이렇게 장내 환경이 나빠져 연동운동이 약해지면 변비가 지속되는 악순환에 빠지게 됩니다.

그러므로 **변비에 걸리지 않으려면 매일 아침 일어나자마자 물을 마셔서 연동운동을 촉진하는 습관을 들여야 합니다. "아침에는 물 한 잔!"이라고 외치고 매일 아침 실천해보십시오.** 실천한 많은 분이 일주일 안에 장운동이 좋아진 것을 실감했다고 합니다.

수분 부족도 변비의 한 원인인데 물을 마시면 변을 부드럽게 하는 장점이 있습니다. 사람은 누구나 땀, 소변 등으로 매일 수분을 2리터씩 배출하기 때문에 아침은 물론이고 수시로 수분을 보충해야 합니다. 하루 1.5리터를 기준치로 삼고 마시기 바랍니다.

⑤

아침은 바나나 하나로 충분하다!

"그런데 아침 식사는 매일 하십니까?"

제가 변비 환자들에게 항상 하는 질문입니다. 변비에 잘 걸리는 사람은 아침을 거르는 경우가 많습니다. 장이 기능을 제대로 하려면 하루 세끼 중 아침 식사가 가장 중요합니다.

아침밥은 자율신경의 스위치를 켜는 일을 합니다. 식사를 하는 것으로 '휴식 모드'에서 '활동 모드'로 전환됩니다. 음식이 위에 들어가면 위의 연동운동도 활발해져 자연스럽게 배설을 유도합니다.

연동운동이 활발해지면 영양 흡수가 좋아져 영양분 가득한 혈액이 세포 구석구석까지 전달됩니다. 그 결과 신진대사가 원활해지고 살이 잘 찌지 않습니다. 배변도 순조롭고 여분의 찌꺼기가 쌓이지 않는 몸이 됩니다. 그러면 몸도 마음도 상쾌한 하루를 시작할 수 있습니다.

그것만이 아니라, 최근 연구에서 아침 식사를 거르면 점심 식사 후 혈당이 올라갈 수 있다는 사실이 밝혀졌습니다. 고혈당은 비만이나 당뇨병 등 생활습관병을 불러일으킬 위험이 있습니다. 따라서 아침 식사를 하는 것이 생활습관병 예방에도 도움이 됩니다.

그렇다고는 하지만 바빠서 아침밥을 거르는 사람이 많습니다. "아침밥을 먹기보다 좀더 자고 싶다"는 말을 많이 합니다.

만약 아침 식사를 하는 습관이 없다면, 처음에는 무리하지 말고 바나나 하나라도 먹어보기 바랍니다. 바나나는 쉽게 먹을 수 있고, 장내 환경을 다스릴 수 있는 올리고당과 식이섬유, 미용에 효과가 있는 미네랄을 풍부하게 함유하고 있습니다.

참고로, 저는 아침에 물 한 잔과 바나나 하나 그리고 빵 한 조각을 먹습니다.

조금 더 여유가 있다면 간단한 메뉴에 도전해보기 바랍니다. 이를테면 요구르트에 견과류와 건포도 등 말린 과실이 든

시리얼을 얹고 꿀을 뿌린 먹거리를 추천합니다. 간단히 만들 수 있고 장을 건강하게 하는 영양분이 가득 들어 있습니다.

또 요구르트에 무를 갈아서 올리고 꿀을 뿌려 먹는 것도 추천합니다. 장내 환경을 다스리는 유산균과 식이섬유, 올리고당을 먹게 되어 장운동이 매우 좋아집니다.

식재료를 준비해두었다가 요구르트에 토핑하는 것만으로도 훌륭한 아침 식사가 됩니다. 준비가 간단한 것이 큰 장점입니다.

'아침밥은 보약'이라고 합니다. 예부터 체험적으로 아침밥의 중요성을 알고 있었습니다. 아침은 가볍게 먹어도 충분합니다. 아침에는 무엇이라도 하나는 먹어야 한다는 생각으로 아침 식사 습관을 들이기 바랍니다.

6

아침에는 청국장을!

　건강을 위해서 아침 식사가 얼마나 중요한지 설명했습니다. 우리에게 맞는 음식으로는 청국장이 있습니다. **청국장은 교감 신경의 활동을 높이는 식물성 단백질을 함유한 대두와 장내 환경을 조절하는 발효균을 함께 가지고 있어서 장을 건강하게 합니다. 따라서 아침에 먹으면 매우 좋은 음식입니다.**

　아침에 입맛이 없다면 미역귀를 넣은 청국장을 추천합니다. 미역귀는 식감이 좋아서 맛있게 먹을 수 있으며 점성 물질은 변비 해소에 효과가 있습니다.

　냄비에 청국장을 풀고 미역귀를 더한 후 한소끔 끓인 뒤 잘게 썬 파를 올립니다.

따뜻한 음식을 먹으면 마음이 편안해집니다. 위장이 따뜻해지고 장운동도 좋아집니다. 아침에 아무리 바쁘더라도 장내 환경을 위해 따뜻한 청국장을 먹기 바랍니다. 화장실에서 쾌적한 경험을 할 수 있을 것입니다.

장내 환경을 다스리는 1분 된장국!

장내 환경을 조절하는 유익균이 가장 좋아하는 음식인 '백된장', '적된장', '양파', '사과식초' 네 가지 재료로 주먹밥처럼 동그랗게 만든다. 여기에 뜨거운 물(약 150mL)을 부어서 만든 된장국을 마시는 것으로 장내 환경을 효과적으로 활성화할 수 있다. 된장의 주원료인 대두와 누룩의 비율 중 대두 비율이 높으면 적된장, 누룩 비율이 높으면 백된장이다.

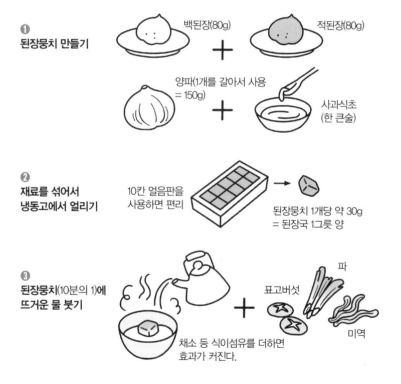

❶ 된장뭉치 만들기

백된장(80g)
적된장(80g)
+
양파(1개를 갈아서 사용 = 150g)
+
사과식초 (한 큰술)

❷ 재료를 섞어서 냉동고에서 얼리기

10칸 얼음판을 사용하면 편리
→
된장뭉치 1개당 약 30g = 된장국 1그릇 양

❸ 된장뭉치(10분의 1)에 뜨거운 물 붓기

채소 등 식이섬유를 더하면 효과가 커진다.
+
파
표고버섯
미역

* 고바야시 히로유, 《의사가 고안한 '장수 된장국'》에서

❼
정해진 시간에 배변하는
'배변 리듬'을 만들자

보통은 밤중에 부교감신경이 상승해서 장이 활발하게 소화 활동을 하므로 아침에 배변 준비가 됩니다. 배변 리듬을 만들려면 가능한 한 아침 식사 이후 화장실에 가도록 합니다.

배변하고 싶은 느낌이 없더라도 변기에 앉는 것이 중요합니다. 매일 아침 이렇게 하면 자연스럽게 배변을 유도할 수 있습니다. 이런 리듬을 몸이 기억하도록 합니다. 이를 위해서라도 아침은 30분 여유를 두고 준비하면 좋겠습니다.

단 마렵지 않은데 무리해서 배출하려고 해서는 안 됩니다. 교감신경의 작용이 높아져 더 배출하기 힘들어집니다. 배변을 위해서는 부교감신경을 높이는 것이 좋습니다. 편안한 마음으로 조바심을 갖지 않도록 합니다. 그래도 어려울 것 같으면 미련 없이 포기하고 일어섭니다.

참고로 배변 활동을 촉진하는 스트레칭은 여러 가지가 있습니다. 'STEP 5'에서 자세하게 설명하고 여기서는 장 마사지를 소개하겠습니다.

대장은 아랫배 부분에 큰 사각형을 그리듯 자리하고 있습니다. 여기서 변이 정체하기 쉬운 곳은 굽어 있는 네 귀퉁이, 이른바 좌우 갈비뼈 아래와 좌우 허리뼈 부근입니다.

왼손으로 왼쪽 갈비뼈 밑을, 오른손으로 오른쪽 허리뼈 부근을 꾹 잡고 천천히 주물러서 풀어줍니다. 다음은 양손을 위아래로 바꾸어가면서 같은 동작을 합니다.

배꼽을 중심으로 시계방향으로 동그라미를 그리면서 마사지하십시오. 장 모양을 머릿속에 그리면서 해봅니다.

변은 여기에 잘 쌓인다

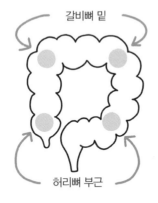

갈비뼈 밑

허리뼈 부근

대장은 아랫배 부분에 사각형을 그리듯 위치한다. 대변은 네 귀퉁이(갈비뼈 밑과 허리뼈 부근)에 잘 쌓인다.

장에 효과가 있는 혈

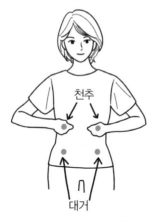

천추

대거

배꼽 바로 옆 각각 손가락 3개 정도 떨어진 곳에 천추가 있고 거기서부터 손가락 세 개 정도 밑으로 내려가면 대거라는 혈이 있다. 여기를 주먹으로 꾹 눌러준다.

대장 주무르기

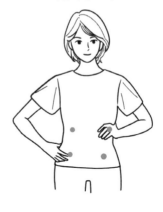

변이 쌓이기 쉬운 대장 네 귀퉁이를 손으로 세게 잡고 주무른다. 위아래 바꾸어가면서 동작을 반복한다.

동그라미 그리면서 마사지

배꼽을 중심으로 시계방향으로 동그라미를 그리듯 마사지한다. 대장의 네 귀퉁이를 의식하면서 만져주면 더 효과적이다.

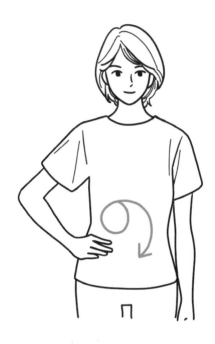

방긋 웃으며 장을 건강하게!

입꼬리를 올려서 방긋하고 웃으면 부교감신경의 활동이 좋아진다고 합니다. 아침의 자율신경 균형은 그날 하루를 좌우합니다. 아침에 미소 짓는 습관을 들이면 장운동에도 좋은 효과를 줍니다.

'웃음'에 대해 조금 더 이야기하겠습니다. "웃으면 복이 온다." "웃음은 만병통치약" 등 웃음과 관계있는 속담이 많습니다. 정말로 웃음에는 여러 가지 건강 효과가 있습니다.

먼저, 행복 호르몬으로 알려진 '세로토닌' 분비가 늘어나는 효과가 있습니다. 세로토닌에는 마음을 안정시키는 기능도 있어서 스트레스를 누그러뜨리고 싶을 때도 효과가 있습니다.

웃음에는 또한 혈당치나 혈압을 낮추는 효과와 약해진 면역력을 정상화하는 효과도 있다고 합니다.

아침에 외출하기 전 거울 앞에서 방긋하고 웃는 습관을 들이도록 합니다. 자녀와 남편을 미소로 배웅하는 것도 좋습니다.

처음에는 부끄러울 수도 있지만 입꼬리를 올리는 것만으로도 효과를 기대할 수 있습니다. 익숙해지면 조금씩 자연스러운 미소를 보이도록 노력합니다.

반드시 '미소를 지어야 해'라고 생각하면 의무적인 일이 되어 실천하기 어렵습니다. 어깨의 힘을 빼고 가벼운 마음으로 시도해보십시오.

또한 이것도 해야 하고 저것도 해야 해서 혼란스러울 때나 예상 밖의 일로 당황할 때도 먼저 '방긋 작전'을 시험해보기 바랍니다.

"선생님, 그럴 여유가 없습니다!"라는 소리가 들리는데, 일을 원만하게 해결하거나 순조롭게 진행하려면 먼저 흐트러진 마음을 차분하게 하는 것이 중요합니다. 울고 싶을 때도 먼저 입꼬리를 올려봅니다. 이것만으로도 부교감신경이 작용해서 마음이 가라앉습니다.

냉정해지면 의외의 해결책이나 다른 방법이 보입니다. 미소는 인간관계를 원만히 형성하는 데도 빠질 수 없는 요소입니다. 나만이 아니라 주변 사람들도 기쁘게 합니다. 미소를 지으면 장 건강만이 아니라 인생이 풍요로워집니다.

변은 장내 환경을 보여주는 거울

'좋은 똥'과 '나쁜 똥'을 체크하자!

대변의 약 80%는 수분이고 나머지 20%는 음식물 찌꺼기와 장내 세균, 떨어져 나온 장내 점막 등으로 구성되어 있습니다. 즉, 장내 세포와 점막이 포함되어 있어서 대변을 보면 그 사람 장내 환경을 알 수 있습니다. 대변에도 '좋은 똥'과 '나쁜 똥'이 있습니다. 이상적인 것은 '쑥 나오는 바나나똥'입니다. 화장실에서는 대변의 색과 모양을 확인하고 장 상태를 체크합시다.

나쁜 똥
장의 기능을 정체시키는 '유해균'이 우세

▲ 물에 가라앉는다.
▲ 강하게 힘을 주지 않으면 나오지 않는다.
▲ 냄새가 지독하다.
▲ 갈색이나 흑갈색이다.
▲ 동글동글하거나 딱딱하고 큰 덩어리로 되어 있다.

좋은 똥
장의 기능을 좋게 하는 '유익균'이 우세

◎ 물에 뜬다.
◎ 애쓰지 않아도 쑥 나온다.
◎ 냄새가 고약하지 않다.
◎ 노랗거나 황갈색이다.
◎ 치약보다 조금 더 단단한 정도다.

대장에서 이동하는 시간이 길고 수분과 식이섬유가 부족하면 딱딱한 똥이 만들어진다. 장내 환경은 유해균이 우세한 상태다. 반면, 묽은 똥은 이동하는 시간이 짧고 식중독 가능성이 있다.

바나나똥(보통의 대변)

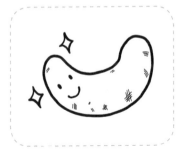

쑥 하고 기분 좋게 나온다. 표면이 매끄럽고 가볍게 물에 뜨며 식이섬유가 풍부한 이상적인 변이다.

딱딱한 똥

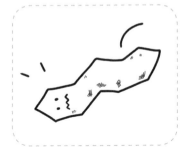

소시지 모양이지만 딱딱하게 굳은 대변. 수분 부족, 스트레스 등이 원인이다. 무리해서 배출하면 항문에 상처를 주기도 한다.

동글동글한 똥

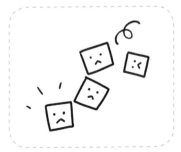

딱딱한 상태. 수분과 식이섬유가 부족하다. 복압이 약하면 배변할 때 시간이 걸린다.

약간 부드러운 똥

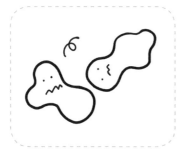

형태는 있지만 물렁물렁하고 절반 정도 고체인 대변. 유해균이 많은 상태. 한꺼번에 배출되지 못하고 조금씩 나뉘어 배출되기도 한다.

약간 딱딱한 똥

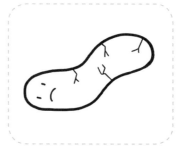

표면에 갈라짐이 있고 소시지 형태로 굳은 대변. 완전히 다 배출되지 않아서 잔변감이 남기도 한다.

물컹한 똥

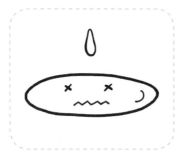

고형물을 포함하지 않고 액체 상태인 대변. 식중독이나 바이러스 감염증이 의심될 수도 있다.

진흙 같은 똥

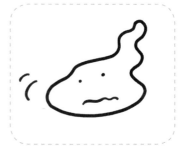

흐물흐물한 형태로 명확한 모양이 없다. 술이나 고기를 너무 많이 먹지 않도록 유의해야 한다.

* 영국 브리스톨대학에서 개발한 '똥의 분류'에서

STEP 2

면역력 강화!
장의 비밀

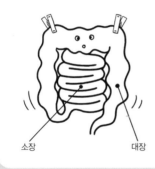

소장   대장

①

건강한 장에 복이 온다!

뜬금없지만, 여러분은 평상시 '장'과 대화를 나눕니까? 아마도 대부분 변비나 설사일 때 잠시 신경 쓰는 정도일 것입니다. 그런데 저는 환자들에게 이런 말을 합니다.

"매일 장의 상태를 살피고 건강하게 기능하는지 확인하십시오. 장은 솔직해서 잘 보살피면 제 역할을 충실히 할 것입니다."

장이 건강하게 움직이면 어떤 점이 좋을까요.

면역력이 좋아져 병에 잘 걸리지 않는다!

신진대사가 올라 날씬한 체질을 갖게 된다!

배가 쏙 들어간다!

잘 붓지 않는 체질이 된다!

피붓결이 고와지고 거무칙칙한 피부가 깨끗해진다!

머리에 윤기가 흐른다!

쉽게 피로해지지 않는다!

어깨 결림이 개선된다!

감기에 잘 걸리지 않는다!

대충 예를 들었는데도 엄청난 효과를 기대할 수 있습니다.
"믿어지지 않는다!"는 말이 들리는 것 같은데 정말 이런 효과
가 있습니다. 어떻게 이런 엄청난 효과를 기대할 수 있을까요.
하나는 장이 건강해지면 혈액의 질이 좋아지기 때문입니다.

우리가 먹은 음식은 위에서 죽처럼 개어진 상태가 되어 장
으로 들어갑니다. 장은 소장에서 대장으로 이어지는데 서로
제휴해서 제 기능을 합니다.

소장은 음식을 소화 흡수하는 장기이므로 영양분을 흡수해
혈액으로 보내는 것이 주된 업무입니다. 대장은 양분을 흡수
한 다음 찌꺼기로 대변을 만들어 항문으로 배출합니다. 이른

바 유용한 영양소는 확실하게 흡수하고 불필요한 것은 싹 내보냅니다. '건강한 장'은 이런 흐름을 원만하게 해줍니다.

장에서 소화와 흡수가 원활하면 영양소가 풍부한 혈액이 온몸 세포에 고루 미쳐 세포가 활성화되고 신진대사가 높아집니다. 에너지 연소도 진행되어서 빠른 시간에 살이 잘 빠지는 체질로 바뀝니다. 또 거칠고 거무칙칙한 피부를 개선합니다. 피부에 탄력이 생기고 피붓결이 정돈됩니다. 머릿결도 마찬가지로 윤기가 흐릅니다.

연동운동이 활발해지면 장은 필요 없는 것을 완전히 배출합니다. 변비가 계속되면 변이 많이 쌓여 장이 내려앉고 불룩 나온 처진 배가 되지만, 변비가 개선되면 배가 쏙 들어갑니다.

한편 장운동이 나쁘면 소화와 흡수 그리고 배출이 잘되지 않습니다. 혈액은 영양소가 부족해서 질이 떨어지고, 배출되지 않은 노폐물이 장에 쌓입니다. 그러면 유해물질이 발생하고 이를 포함한 걸쭉한 혈액이 몸 안을 돌아다니게 됩니다.

이런 질 낮은 혈액은 세포에 들어가지 않고 지방에 쌓이기 때문에 점점 살이 찌고 또 살이 잘 빠지지 않는 몸이 됩니다. **혈액순환도 나빠져 냉병과 부종의 원인이 됩니다. 피부가 거칠어지**

고 피로, 어깨 결림 등이 생깁니다.

그밖에도 알려지지 않은 장의 비밀이 연구 결과 계속 밝혀지고 있습니다. 몸 전체의 면역 세포 중 60~70%가 장에 집중되어 있다는 사실이 알려지면서 '장은 인체의 최대 면역 기관'이라는 말을 듣습니다.

이에 대해서는 나중에 자세하게 소개하겠지만, 장이 건강하면 병에 잘 걸리지 않는 이유가 여기에 있습니다.

장은 '건강과 아름다움의 주축이 되는 장기'라고 해도 지나친 말이 아닙니다. 장이 우리 온몸과 관계가 깊은 장기라는 것을 이해했을 것입니다.

"장이 건강하면 인생이 바뀐다!"

저는 평상시 이렇게 단언합니다. 이것은 누구나 할 수 있는 일입니다. 몇 살부터라도 바꿀 수 있습니다. 부디 장을 건강하게 해서 몸 안에서부터 아름답고 건강해지기 바랍니다.

장은 어떤 구조로 되어 있지?

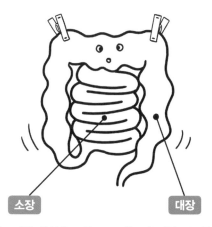

소장

하는 일: 위에서 보내온 음식을 소화 흡수한다.
길이: 약 6~7m. 소장은 십이지장, 공장, 회장으로 이루어져 있으며 몸 속에서 가장 긴 장기다.

대장

하는 일: 영양소를 흡수하고 남은 찌 꺼기로 대변을 만들어 항문으로 보 낸다.
길이: 약 1.5~2m. 맹장, 상행결장, 횡행결장, 에스(S)자 결장, 직장으로 이루어져 있다.

장도 근육의 긴 관이다. 소장과 대장을 합쳐 전장이 9m 정도다. 이것이 비 상시 소화기 호스처럼 꾸불꾸불 배 속을 가득 채우니 상당히 무겁다. 또 장 은 양 끝만 고정되어 있기 때문에 그네처럼 아래로 처져 있다. 그래서 변비 가 지속되면 대변이 쌓여 장이 점점 늘어나 밑으로 처진다. 장이 처지면 다 른 장기도 밑으로 내려앉아 몸이 처지고 스타일이 무너지는 원인이 된다. 특히 대장 네 귀퉁이는 변이 쌓이기 쉬운 부위다. 평소 장 마사지 등으로 변 이 쌓이지 않도록 해서 '장 처짐'을 방지해야 한다.

②

장의 면역이
만병을 예방하는 열쇠

　장은 음식을 소화 흡수한 뒤 여분의 것을 대변으로 배출할 뿐만 아니라 엄청난 힘이 있습니다. 그중 하나가 **면역을 조절하는 일입니다.**

　변비 환자였던 사람의 배변 활동이 점차 좋아져 장 기능이 정상화되면 "감기에 잘 걸리지 않게 되었습니다." "이전보다 피로하지 않습니다"라는 말을 합니다. 장이 '인체 최대 면역 기관'이기 때문입니다.

　면역은 자신과 그 이외의 것을 인식하고 '유해=적'으로 보아 해치우는 자기방어 시스템입니다. 우리가 매일 먹는 음식에는 눈에 보이지 않는 세균과 바이러스가 들어 있는데, 면역 세포는 몸 안에 들어온 '적'을 알아내 한꺼번에 공격하고 차단합니다. 몸 안에서 흡수되지 않게 막아주는 것입니다.

장벽 바로 안쪽에서 대기하고 있는 면역 세포는 그 수가 몸 안 면역 세포의 약 70%에 이릅니다. 게다가 면역 세포는 장 내에서 적을 공격할 뿐 아니라 혈액을 타고 온몸을 돌면서 몸 속 곳곳에서 전쟁을 합니다.

소장 일부에는 '파이어판'이라는 면역 장치가 있는데, 여기 서 면역 세포가 인체에 해로운 적을 공부하고 훈련한다는 사 실이 밝혀졌습니다. 장은 이렇게 생명과 관계된 중요한 임무 를 하지만 활동이 나빠지면 면역력이 떨어져 몸에 유해한 물 질도 영양소와 함께 흡수해버립니다.

그래서 감기나 유행성 독감 등에 잘 감염되고 병에 약한 몸 이 됩니다. 또 면역력이 떨어지면 몸 안에 유해한 물질을 발 생시키기 때문에 암세포를 증식하는 원인이 되는 등 발병의 방아쇠가 될 위험성이 높아집니다.

'나른하다, 피로가 풀리지 않는다, 감기에 잘 걸리고 낫지 않 는다'는 등의 증상이 있다면 장이 약해졌다는 신호입니다. '만 병 예방은 장에서부터'라는 말을 기억하기 바랍니다.

③

장내 세균이 장 활동을 좌우한다

장이 온몸의 건강이나 미용에 영향을 미친다는 것을 알게
되면서 장의 힘을 좌우하는 결정적 열쇠로 주목을 받는 것이
'장내 세균'입니다.

**대장에서 사는 장내 세균은 1,000여 종류에 무려 1,000조 개나 됩
니다. 무게로 따지면 1.5~2kg 정도라고 합니다.** 종류마다 그룹을
이루는데 음식을 먹이로 삼아 때로는 상부상조하고 때로는
경쟁하며 공존합니다.

최근 '장내 플로라gut flora'가 화제입니다. 현미경으로 봤
을 때 다양한 장내 세균이 밀집한 모양이 마치 꽃밭flora처럼
보여 이렇게 이름 붙인 것입니다. 사람의 얼굴과 성격이 각각

다른 것처럼 장내 플로라도 사람마다 다른데 인종과 나이, 평소 먹거리와 생활습관에 따라 달라집니다.

장내 세균은 '세균'이라고 하니 몸에 좋지 않을 것 같지만 우리 건강을 위해 없어서는 안 되는 여러 가지 활동을 합니다. 이를테면 음식을 대사해서 유용한 에너지로 바꾸고 소화 흡수를 도와주는 일만 아니라 면역 세포를 활성화하거나 외부에서 침입한 병원균 등의 번식을 막아주기도 합니다.

장내 세균은 기능에 따라 크게 유익균, 중립균, 유해균 셋으로 나눕니다.

- 유익균: 장의 연동운동을 활발하게 해서 소화 흡수를 촉진하고 면역력을 높이는 등 몸에 좋은 활동을 한다. 대표적으로 유산균과 비피더스균 등이 있다.
- 중립균: 유익균과 유해균 어느 쪽이라도 될 수 있는 균으로 우세한 쪽에 붙는다.
- 유해균: 늘어나면 병과 노화의 원인이 되는 독성과 발암성 물질을 만들어 장내 환경을 악화한다. 대장균과 웰치균장의 관, 토양, 물 속 등에 널리 퍼져 있는 균 등이 있다.

이 균들은 각각 좋은 활동과 나쁜 활동을 하지만 중요한 것은 균형입니다. 유익균만으로는 좋은 장내 환경이 되지 않습니다. 예를 들어 유해균인 대장균에는 비타민 합성과 감염을 억제하는 기능이 있습니다.

따라서 유해균이 계속 증식한다면 나쁜 영향을 미치겠지만 그렇다고 해서 완전히 없애야 하는 것은 아닙니다. 인간 사회에서 연령대와 배경이 다양한 사람이 공존하듯이 장내에도 이런 세계가 펼쳐집니다.

가장 이상적인 장내 환경은 유익균 20%, 중립균 70%, 유해균 10%라고 합니다. 균형을 적정하게 유지하면 장내 세균이 본래 힘을 발현해 우리 건강을 돕습니다.

폭음과 폭식, 불규칙한 생활에 더해 나이가 들면서 유익균이 줄고 유해균이 늘어나면 중립균이 우세한 유해균에 붙어 장내 환경이 더 악화됩니다. 따라서 유익균을 늘리는 생활을 하려고 노력해야 합니다.

④
자율신경을 조절하면
장이 건강해지고 살이 빠진다!

'장'에 대해 이야기하는데 빼놓을 수 없는 것이 '자율신경' 입니다. 자율신경은 온몸을 연결하는 거대한 신경망을 이루고 있는 말초신경의 일종인데 내장의 기능, 혈관의 확장과 수축, 호흡, 온도 조절, 장의 연동운동 등을 조절합니다.

자율신경에는 두 가지가 있는데 이것이 서로 균형을 이루면서 기능을 합니다.

- 활동 중이나 긴장했을 때 활발해지는 교감신경
- 휴식 중이나 수면 중에 활발해지는 부교감신경

하루의 변화로 보면, 교감신경은 아침부터 서서히 기능이 상승해서 낮이 되면 최고점에 이릅니다. 오후부터 저녁에 걸쳐서는 부교감신경의 기능이 상승합니다.

장운동은 교감신경의 기능이 상승하면 연동운동이 정체하고, 부교감신경의 기능이 상승하면 연동운동이 활발해집니다. 부교감신경의 기능이 상승하는 밤, 특히 수면 중인 한밤중이야말로 장의 활동이 가장 활발한 시간대입니다.

또 이런 하루의 큰 움직임과 달리 식후에는 부교감신경이 상승해서 소화와 흡수가 진행됩니다. 따라서 '식후 휴식' 시간은 장을 위해서 필요합니다.

교감신경과 부교감신경이 잘 균형을 이루면 장 움직임이 안정되기 때문에 본래 기능이 가능합니다.

앞에서도 말한 바와 같이, 영양소가 풍부한 혈액이 몸속을 흐르면 신진대사가 높아집니다. 변비가 없어지고 부종이 해소되며 놀랄 정도로 빠르게 지방이 빠져 날씬해집니다. 또 피붓결이 정돈되고 거무칙칙했던 피부도 깨끗해집니다.

장은 건강에서 중요한 기관이므로 장이 건강해지면 면역력이 높아져 감기에 잘 걸리지 않고 피로가 잘 쌓이지 않는 건강한 몸이 되고 기분도 가벼워집니다.

자율신경이 제어되면 장의 기능이 좋아지고, 장의 기능이 좋아지면 자율신경이 잘 제어됩니다. 서로 영향을 주고받기 때문에 자율신경과 장 두 방향에서 접근하면 하루하루 건강한 몸으로 변해갑니다.

저는 변비로 병원을 찾는 환자에게 꼭 "자율신경을 위한 생활을 합시다"라고 하는데, 2~3개월 후 환자에게서 "변비가 좋아진 것은 물론 피부까지 깨끗해졌습니다." "피로하지 않고 몸이 가벼워졌습니다"라는 기쁜 소리를 듣습니다. 이것만이 아닙니다. 모두 처음 진료 때보다 표정이 밝습니다.

수면 부족이나 편향된 식사, 불규칙한 생활, 스트레스나 짜증은 자율신경의 균형을 망가뜨리고 장에도 바로 영향을 미칩니다. 갱년기만이 아니라 나이가 들면 그 자체만으로도 자율신경의 균형이 쉽게 무너집니다.

나이를 먹으면 자연히 부교감신경의 기능이 떨어지는데, 그중에서도 30~40대 여성의 부교감신경 수치가 급격하게 떨어진다는 사실이 알려져 있습니다.

변비 등 장 상태가 좋지 않은 사람은 물론, 변비가 아닌 사

람도 40대가 되면 자율신경을 조절할 수 있는 생활을 의식적
으로 해야 합니다.

　장에도 효과가 좋은 '자율신경을 다스리는 요령'은 STEP 4
에서 자세하게 소개하겠습니다.

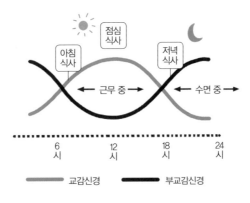

그래프는 하루의 움직임이다. 낮에는 활동 중이라 교감신경이 상승하고, 밤에는 휴
식 중이라 부교감신경이 상승한다. 이것이 이상적 전환으로 이렇게 하면 하루를 쾌
적하게 보낼 수 있다.

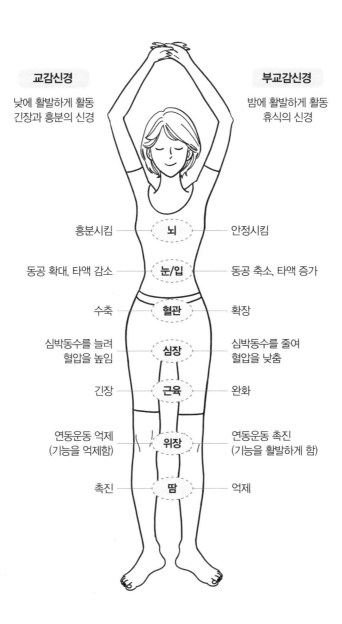

면역력 강화! 장의 비밀

❺
뇌보다 더 대단한 장의 힘

"변비가 좋아져 매일 즐겁게 지낼 수 있게 되어 기쁩니다. 짜증 나는 일이나 사소한 일로 고민하는 일이 줄었습니다." 오랫동안 변비로 고생한 환자가 어느 날 이런 이야기를 해주었습니다.

"변비가 없어지니 성격까지 바뀌는 것 같습니다." 이런 말을 해주는 환자도 많습니다. 배변 활동이 좋아진 것만으로 스트레스가 가벼워졌다고 하는데, 의학적으로 보아도 연관이 깊습니다.

사실, 장은 기쁨을 조절할 수 있는 장기입니다. 그 이유는 인간의 감정과 기분 등을 결정하는 신경전달물질이 대부분 장에서 만들어지기 때문입니다.

행복 호르몬이라고 일컬어지는 '세로토닌'도 그중 하나입니다. 행복과 사랑을 느끼게 해주는 호르몬인데 심신안정과 관계가 깊습니다.

세로토닌은 음식에 들어 있는 트립토판이라는 단백질에서 합성되는데, 그 역할을 하는 것이 장내 세균입니다. 음식을 아무리 많이 먹어도 장내 세균이 제대로 역할을 하지 않으면 세로토닌은 만들어지지 않고 뇌에 전달되지도 않습니다.

세로토닌이 부족하면 스트레스 장애나 우울증을 초래하게 됩니다. 게다가 세로토닌 생산량이 줄어들면 잠자리에 들게 하는 호르몬인 '멜라토닌'의 양도 줄기 때문에 우울증은 불면증을 동반하기 쉽습니다.

장내 환경을 양호하게 유지하면 세로토닌과 멜라토닌이 원활히 생성되어 기분이 좋아지고 심리적으로 안정되는 긍정적 순환이 이루어집니다.

장에는 또 한 가지 특징이 있는데, 뇌에서 지령을 받지 않고도 기능하는 장기라는 점입니다. 예를 들어 상한 음식과 같이 몸에 해로운 음식을 먹으면 구토와 설사 증상이 나타나는데,

이는 장이 몸을 보호하려고 판단을 하기 때문입니다.

　장에는 뇌 다음으로 신경 세포가 많고 장이 독자적으로 판단해서 움직이기 때문에 최근에는 장을 '제2의 뇌'라고도 합니다. 하지만 저는 '뇌가 제2의 장'이라고 말하고 싶습니다. 그 이유는 생물 진화 과정에서 찾을 수 있습니다.

　장은 뇌가 생기기 한참 전부터 존재했습니다. 지렁이처럼 온몸이 장과 같이 생긴 생물이 있습니다. 생명에서는 뇌보다 장이 더 근원적입니다.

　대부분 동물은 '뇌'가 아니라 '장'부터 만들어지고 이어서 심장과 뇌 등 여러 장기가 형성되었습니다. 또 정보의 전달이나 처리와 관계가 있는 신경계 세포도 뇌가 아니라 장에서 처음 만들어졌다는 사실이 명백히 밝혀졌습니다.

　게다가 장은 뇌와 밀접하게 관계되어 자율신경이나 호르몬, 신경전달물질 등의 활동을 통해 영향을 주고받는다는 것이 밝혀졌습니다. 그러므로 뇌에 좋은 것은 장에도 좋고, 장에 좋은 것은 뇌에도 좋습니다.

　장은 스트레스를 잘 받는 장기입니다. 뇌가 받은 스트레스는 척수와 자율신경을 통해 장의 신경 세포에도 전달됩니다. 한편 장의 상태가 나쁘면 불안과 불쾌감, 통증 스트레스가 뇌에 전달되어 악순환에 빠질 수도 있습니다.

반대로 스트레스가 줄면 장의 상태가 안정되고, 장이 상태가 좋으면 뇌의 스트레스도 줄어듭니다. 장의 활동이 좋으면 세로토닌도 활발히 생성됩니다. 따라서 "변비가 사라지니 기분도 좋아졌다." "짜증이 나지 않는다"는 것도 일리가 있는 말입니다.

⑥
현대인에게 많은 장 트러블은?

장은 우리 건강과 관계가 깊은 장기입니다. 앞에서 장은 스트레스나 불규칙한 식생활로 손상을 잘 받는다고 설명했습니다. 특히 스트레스로 가득한 현대 사회는 장에 가혹한 환경이라고 할 수 있습니다.

최근 직장인을 중심으로 늘고 있는 장 트러블에 '과민성 대장증후군IBS'이 있습니다. 이는 주로 스트레스와 불안감 때문에 생기는 변비와 설사, 복통 등의 증상에 따라 설사형, 변비형, 설사와 변비를 반복하는 혼합형으로 분류합니다.

설사형은 남성에게 많습니다. 출근버스에서 갑자기 변이 마려워 차에서 뛰어내려 화장실로 달려가는 일도 있고, 중요한 발표를 앞두고 복통을 느끼는 일도 있습니다.

변비형은 여성에게 많습니다. 배변을 하지 못해서 복부 팽창으로 힘들어하거나 갑작스러운 복통으로 고생하는 사람이 적지 않습니다.

이는 "언제 다시 배가 아프지 않을까" 하는 불안감으로 증상을 악화하는 악순환을 불러오기 쉬운데 생명에 관계될 정도는 아니지만 삶의 질을 뚜렷하게 떨어뜨리는 위험한 병이라고 할 수 있습니다.

그밖에 '장누수증후군Leaky Gut Syndrome'도 현대인에게 흔히 발견되는 장 트러블입니다. 이런 증후군을 처음 들어보는 사람도 있을 텐데 'Leaky'는 '누수', 즉 새어 나온다는 뜻이고, 'Gut'은 장입니다. 그러므로 장에서 새어 나온다는 뜻입니다. 장누수증후군은 음식 알레르기를 비롯한 다양한 증상의 원인 중 하나로 주목받고 있습니다.

보통 음식은 작고 잘게 분해되어 영양분이 장에서 몸 안으로 흡수됩니다. 한편 소화가 되지 않은 것이나 바이러스 같은 병원균 등의 이물질은 몸 안에 들어가지 않도록 장이 방어막 역할을 합니다.

그러나 과식과 편식, 식품첨가물, 불규칙한 생활, 정신적 스트레스 등으로 장내 세포의 균형이 무너지거나 방어막 기능이 약해지면 마치 장에 구멍이 난 것처럼 장 속에 있는 것들이 혈관으로 밀려 들어갑니다.

대부분 음식에는 단백질이 들어 있는데 장누수증후군에 걸리면 소화되지 않은 단백질이 장에서 새어 나와 몸 안에 침투하고, 이것이 알레르기 반응을 일으키는 원인이 됩니다. 어른 중에도 음식 알레르기로 힘들어하는 사람이 늘어나는 것은 이와 관계가 있다고 합니다.

장누수증후군에 걸리면 면역이 그 역할을 하기 전에 바이러스와 세균 등 병원균이 장의 관을 통과할 위험성이 있습니다.

그럼 장 트러블을 예방하려면 무엇부터 해야 할까요? 저는 "무조건 장내 환경을 개선하는 일부터 합시다"라고 강하게 주장합니다. 그리고 난 다음 좋은 장내 환경을 유지할 수 있는 생활습관을 이어가야 합니다.

과민성 대장증후군이라고 하면 스트레스를 받지 않도록 주의하는 것은 물론, 반드시 장부터 챙겨야 합니다. 오히려 장부터 개선하는 방법이 지름길이라고 할 수 있습니다. 장내 환경이 좋아지면 세로토

닌이 많이 생성되어 스트레스에 강해지고 마음도 긍정적으로 바뀌어 뇌와 장 사이에 좋은 순환이 생깁니다. 그다음 장내 환경을 좋게 하는 식생활을 하는 등 장에 좋은 생활습관을 들이면 장누수증후군 예방에도 도움이 됩니다.

이제까지 장 트러블로 고생하는 환자를 많이 진료했습니다. 트러블을 개선해서 삶의 질이 높아진 예도 적지 않게 보았습니다.

장은 정직하기 때문에 장이 기뻐할 일을 하면 반드시 좋은 결과가 있습니다. 장을 가장 먼저 생각하는 생활을 해서 몸과 마음의 조화를 이루고 이상적인 삶을 살기 바랍니다.

① 당신의 변비는 어떤 종류인가요?

변비는 장내 환경을 악화하는 원인 중 하나입니다. 장의 활동이 줄어들면 영양소를 제대로 소화 흡수할 수 없게 되고, 혈액의 질이 낮아집니다. 그 결과 신진대사가 떨어지면 쉽게 살이 찌고, 피로가 잘 쌓이고, 피부가 거칠어지고, 부종 등의 증상이 나타납니다.

이런 상태가 이어지면 기분은 더 우울해지는데 이 악순환의 고리를 끊기 위해서라도 변비를 해소해야 합니다. 자기가 어떤 종류의 변비를 앓고 있는지 확인하고 잘 다스리기 바랍니다.

각 항목에서 해당하는 것을 찾아 체크하자.

Check 1

☐ 아침을 자주 거른다.

☐ 대변이나 방귀 냄새가 지독하다.

☐ 감자, 고구마, 토란 같은 음식을 먹으면 아랫배가 묵직하다.

☐ 채소나 발효식품을 잘 먹지 않는다.

☐ 배가 비어도 꼬르륵 소리가 나지 않는다.

☐ 딱딱한 변을 보는 경우가 많다.

Check 2

- ☐ 변비도 설사도 자주 한다.
- ☐ 입욕하기보다 샤워만 하는 경우가 많다.
- ☐ 평균 수면시간은 6시간 이하다.
- ☐ 하루에 화장실을 가는 횟수는 6번 이하다.(소변을 포함해)
- ☐ 만성적 어깨 결림으로 고생하고 있다.
- ☐ 실패한 일에 대해 신경을 많이 쓴다.

Check 3

- ☐ 배변할 때 항문이 아픈 경우가 많다.
- ☐ 치질이 있다.
- ☐ 배변은 주 2회 이하다.
- ☐ 집 이외 공간에서는 배변을 참는 경우가 있다.
- ☐ 배변해도 시원하지 않고 배출을 다 하지 못한 느낌이 있다.
- ☐ 윗몸 일으키기를 열 번 이상 할 수 없다.

Check 1에 해당하는 항목이 많은 사람

[장내 환경 악화! 장의 연동운동이 제대로 이루어지지 않는 타입]

발효식품이나 식이섬유 섭취 부족, 편향된 식사 등 평상시 식습관이 원인이 되어 장내 환경이 나쁘고 장 활동이 저하된 변비. 장에 대변이 쌓여 있는 상태가 지속되면 연동운동이 더 나빠지니 먼저 장이 좋아할 식생활로 개선해야 한다.

Check 2에 해당하는 항목이 많은 사람

[최대 적은 스트레스! 부교감신경이 저하된 타입]

스트레스의 영향으로 부교감신경의 기능이 저하된 타입. 부교감신경의 활동이 나쁘면 연동운동도 잘되지 않는다. 수면 부족과 불규칙한 생활도 악영향을 미친다. 평상시 스트레스와 화를 잘 다스리는 방법을 연구해야 한다. 밤에는 충분히 쉬고 낮에는 열심히 일한다.

Check 3에 해당하는 항목이 많은 사람

[둔감한 배변 센서! 직장·항문 타입]

대변이 직장까지 도달했는데도 배변이 안 되는 타입. 대변을 참는 일이 많으면 뇌에서 내려오는 배변 지령을 직장이나 항문에 전달하지 못한다. 그중에는 복근과 항문 주위 근육의 힘이 약해져 대변을 밀어내지 못하는 경우도 있다.

먼저 아침에는 반드시 화장실에 가서 변기에 앉는 '화장실 타임'을 만들어 배변 리듬을 찾아야 한다. 변을 참지 않는 것도 중요하다. 복근과 항문 주위 근육을 자극하는 스트레칭도 꾸준히 한다.

변비의 종류는 크게 세 가지로 나눌 수 있는데, 각각 복합적인 경우도 있다. 변비를 개선하는 첫걸음은 식사, 운동, 자율신경을 조절하는 것이다. 이를 기초로 각각의 상황에 따라 필요한 대책을 집중적으로 실천한다.

* 고바야시 히로유키, 《2주 안에 살 빼는 법칙 '장 활동' + '배변 활동'으로 최강 다이어트》, 와니북스PLUS신서

② 당신의 자율신경은 어떤 종류인가요?

자율신경은 장 기능과 관계가 있는데 사람에 따라 그 균형이 다양합니다. 당신의 자율신경 상태를 체크하고, 장을 위한 활동에 도움이 되도록 합니다.

> • 체크 방법 •
> ★과 ☆을 각각 1개로 계산한다.
> 〈★과 ☆〉의 경우에도 ★과 ☆을 각각 1개로 계산한다.
> −〈★과 ☆〉의 경우는 ★과 ☆을 각각 1개 뺀다.

Check 1 수면에 대해

☐ 잠이 잘 드는 편이다. 〈★〉

☐ 잠이 잘 들지 않는 편이다. 〈☆〉

☐ 누우면 바로 잔다. 〈★와 ☆〉

☐ 잠이 잘 들지 않고, 도중에 눈을 뜨는 경우도 있다. −〈★와 ☆〉

Check 2 근무 · 가사 노동에 대해

☐ 좀처럼 의욕이 생기지 않는다. 〈★〉

☐ 의욕은 상당히 있는 편이다 〈☆〉

□ '해야 한다'고 생각하고 결과를 내려고 한다. 〈★와 ☆〉

□ '해야 한다'고 생각하지만 몸이 따라주지 않는다. -〈★와 ☆〉

Check 3 식생활에 대해

□ 굳이 말한다면 채소 중심 식사를 한다. 〈★〉

□ 굳이 말한다면 고기 중심 식사를 한다. 〈☆〉

□ 식사는 항상 맛있게 한다. 〈★와 ☆〉

□ 식욕이 없다. 또는 한꺼번에 많이 먹거나 간식으로 때운다. -〈★ 와 ☆〉

Check 4 수족냉증에 대해

□ 항상 몸이 따뜻하고 졸리는 일도 있다. 〈★〉

□ 굳이 말하자면 몸이 찬 편이다. 〈☆〉

□ 몸이 차다고 별로 느끼지 않고 피부도 나쁘지 않다. 〈★와 ☆〉

□ 항상 손발이 차고 피부가 거칠다. -〈★와 ☆〉

Check 5 위 상태에 대해

□ 위가 아프거나 더부룩하지 않다. 〈★〉

□ 위통, 더부룩함, 속 쓰림을 자주 느낀다. 〈☆〉

□ 식사는 언제나 맛있게 한다. 〈★와 ☆〉

□ 식사할 때마다 위가 꽉 막힌 듯 아프다. -〈★와 ☆〉

Check 6 체형과 체중에 대해

☐ 살이 찐 편이고 무심결에 과식한다. 〈★〉

☐ 스트레스를 받으면 살이 잘 찐다. 〈☆〉

☐ 최근 수년간 체중 변화가 거의 없다. 〈★와 ☆〉

☐ 최근 1~2년간 5kg 이상 체중이 늘었다. -〈★와 ☆〉

Check 7 기력, 피로에 대해

☐ 낮에 근무 중에도 졸릴 때가 있다. 〈★〉

☐ 일은 활기차게 열심히 한다. 〈☆〉

☐ 피로해도 하룻밤 푹 자면 금방 상쾌해진다. 〈★와 ☆〉

☐ 하루 종일 피로하고 뭘 해도 귀찮다. -〈★와 ☆〉

Check 8 스트레스에 대해

☐ 딱히 스트레스를 느끼지 않지만 멍하니 있을 때가 많다. 〈★〉

☐ 하루 종일 마음이 편하지 않다. 〈☆〉

☐ 근무 중에는 긴장하지만 귀가하면 풀린다. 〈★와 ☆〉

☐ 기분전환을 잘하지 못하고 생각하기가 싫을 때가 있다. -〈★와 ☆〉

Check 9 문제가 발생했을 때

☐ 이것저것 생각하지만 좀처럼 생각이 정리되지 않는다. 〈★〉

☐ 너무 많이 생각해서 불안하다. 〈☆〉

☐ 생각을 바로 잘 정리하고 해결하기 위해 행동한다. 〈★와 ☆〉

☐ 생각하려 해도 집중할 수 없고, 하고 싶은 마음도 없다 -〈★와 ☆〉

Check 10 지금의 당신에 대해

□ 느긋하게 지내고 행복을 실감한다. 〈★〉

□ 활동적이고 매일 자극을 받는 것으로 충실하게 살고 있다고 느낀다. 〈☆〉

□ 의욕이 있고 심신이 건강하다. 〈★와 ☆〉

□ 막연히 불안하고 우울한 기분이 가시지 않는다. -〈★와 ☆〉

면역력 강화! 장의 비밀

자율신경은 네 가지 타입으로 나눌 수 있습니다.

★과 ☆이 둘 다 8개 이상
활기차고 이상적인 타입

교감신경도 부교감신경도 둘 다 높고 안정된 이상적인 타입.
일, 가사, 공부 등에서 높은 실행력을 발휘할 수 있다. 장 기능도
건강하니 이 상태를 항상 잘 유지하면서 하루를 보낸다.

★이 7개 이하이고 ☆이 8개 이상
열심히 노력하는 스트레스 타입

교감신경이 높고 부교감신경이 낮은 타입. 매사 너무 열심히
하는 경향이 있으니 가끔은 휴식이 필요하다. 생활 속에서 여유
를 가진다. 밤에는 쉴 수 있는 시간을 만들어 부교감신경을 높일
방법을 생각한다면 장 기능에 도움이 된다.

★이 8개 이상이고 ☆이 7개 이하
느긋한 타입

부교감신경이 높고 교감신경이 낮은 타입. 활동적이지 못하고 무엇을 해도 느릿느릿 천천히 진행하는 경향이 있다. 아침에 부지런히 움직여 자율신경 전환을 제대로 해야 한다. 아침 시간을 잘 보내면 장도 건강해진다.

★과 ☆이 둘 다 7개 이하

많이 피곤한 타입

교감신경도 부교감신경도 다 저하된 타입. 짜증 나는 일과 걱정거리로 스트레스가 많고 수면이 부족하다. 이런 생활이 계속되면 활력을 잃고 만성 심신 부조화로 고생하게 되며 장에도 악영향을 미친다. 우선 아침에 부지런히 움직여 자율신경을 다스리는 것부터 시작한다.

* 고바야시 히로유키, 《실천판 하루에 단 2분! 자율신경을 다스리면 모든 일이 잘 풀린다》, 세븐&아이 출판

STEP 3

면역력 강화!
장이 좋아하는 식습관

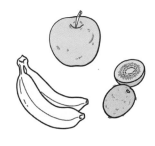

①

장운동에 도움이 되는
먹거리는 무엇일까

장운동을 위해서는 먼저 안에서부터 장내 환경을 다스리는 것이 중요합니다. 즉 '유익균이 활발한 장'을 만들어야 하는데, 그 포인트는 두 가지입니다.

- **발효식품을 매일 먹자!**
- **식이섬유가 많은 먹거리를 먹자!**

장 안에서 직접 작용하는 것은 음식밖에 없습니다. 평소 식생활에서 유익균이 좋아하는 식재료를 얼마나 먹느냐에 따라 장내 환경이 결정됩니다.

발효식품은 유익균을 늘리며, 식이섬유는 유익균의 먹이가 될 뿐 아니라 장 속을 대청소해주는 더할 나위 없이 좋은 음식입니다. 이 두 가지를 균형 있게 먹을 수 있는 음식에는 무엇이 있을까요.

아시다시피 우리나라는 발효 왕국입니다. 된장, 청국장, 김치, 장아찌 등 예부터 다양한 발효식품이 식탁에 올라왔습니다. 매실청 등 발효조미료를 이용한 채소와 해조류 등 반찬을 더하면 식이섬유도 풍부하게 얻을 수 있습니다.

먼저 발효식품이 장에 좋은 이유를 자세히 알아보겠습니다. 식이섬유에 대해서는 다른 페이지에서 설명하겠습니다.

발효식품은 누룩곰팡이균, 효모, 아세트산균, 유산균, 낫토균 등 미생물의 힘을 빌려 식재료의 감칠맛을 살리고 영양가를 높인 것입니다. 유산균 등 유익균이 풍부하게 들어 있어 매일 먹기만 해도 장 속 유익균을 활성화해서 유해균을 줄이는 데 도움이 됩니다.

게다가 이미 발효해서 식재료 분해가 진행되고 있기 때문에 다른 식재료보다 영양소를 소화하고 흡수하는 것이 효율적입니다.

장 속 유익균이 우세해지면 중립균이 바로 붙습니다. 그 결과 장내 환경이 좋아지고 소화와 흡수도 원활해집니다. 변비 해소는 물론 신진대사가 좋아져 다이어트와 건강한 피부, 고운 머릿결에도 효과가 있습니다. 면역력도 높아져 맛만이 아니라 노화 방지에도 효과가 있는 '슈퍼 푸드'입니다.

"선생님, 더 간단한 먹거리는 없을까요?"라는 질문을 하는데, 찾아보면 많습니다. 아침 반찬으로 낫토를 하나 더하는 것만으로도 충분합니다. 낫토는 한꺼번에 많이 사서 저장해둘 수 있는 간편한 먹거리입니다.

외식할 때 무엇을 먹을지 고민된다면, '한정식'을 선택하는 것도 하나의 방법입니다. 한정식이라면 한 번 식사로 발효식품을 많이 먹을 수 있습니다. 밤에 집에서 약주를 할 때도 김치, 치즈, 장아찌 등을 안주로 먹는 것이 좋습니다.

그밖에 잘 알려지지 않았지만 살라미, 멸치, 가쓰오부시, 죽순, 피클 등의 발효식품이 있습니다.

음식에서 얻는 유익균은 생명력이 약하고 대변으로 배출되기 때문에 매일 꾸준히 먹는 것이 중요합니다. 평소에 꾸준히 차곡차곡 쌓아 올리는 것이 건강한 장으로 가는 첫걸음입니다. 무리해서 많이 먹을 필요는 없으며 현명한 식재료를 선택하는 습관을 들입니다.

식사 횟수는 1일3식이 기본이지만 다이어트한다고 식사량과 횟수를 줄이고 특정 식재료를 빼거나 더한 경험이 있을 것입니다. 그런데 극단적으로 식사를 제한하면 장 건강을 해치고 다이어트에도 역효과가 있으니 주의해야 합니다.

식사량을 줄이면 확실하게 살이 빠지지만 장 활동을 떨어뜨리는 원인이 됩니다. 편향된 식사로 장내 환경이 나빠지면 연동운동이 저하됩니다.

식사를 거르지는 마십시오. 때로는 편의점에서 쉽게 구할 수 있는 간단한 먹거리를 이용해도 됩니다. 다양한 식재료의 균형을 생각하면서 먹고, 특히 장에 좋은 먹거리를 많이 먹어야 합니다.

❷
매일 요구르트를 200g 먹자

요구르트는 대표적인 발효식품입니다. 여러분은 매일 요구르트를 먹습니까? 요구르트는 장내 환경을 잘 다스리는 데 효과가 있지만 그냥 먹기는 아깝습니다. 먹는 타이밍과 먹는 방법을 알면 더 효과적으로 먹을 수 있습니다.

다음 사항을 유념합니다.

- 자신에게 맞는 요구르트를 찾는다.
- 하루에 200g이 적당하다.
- 채소와 과일을 곁들여 먹는다.

자신에게 맞는 요구르트 찾기

장을 다스리고 변비를 개선하는 것 외에 각종 세균 감염 예방, 알레르기 증상 개선 등 이런저런 기능을 더한 요구르트가 있어서 무엇을 먹어야 할지 고민됩니다. **시중에서 파는 요구르트는 크게 유산균계와 비피더스균계 두 가지가 있습니다. 비피더스균도 유산균의 일종이지만 가장 큰 차이는 유산균은 주로 소장에서 일하는 반면 비피더스균은 대장에서 활동한다는 것입니다.**

요구르트는 상품에 따라 균이 다르고 효과도 다릅니다. 먼저 같은 요구르트를 1주일에서 2주일 동안 매일 먹어보십시오. **변에서 지독한 냄새가 나지 않고 바나나 모양 대변이 나오고 잠을 잘 잘 수 있고 피부가 좋아지는 등 몸에 좋은 변화가 있다면 자신에게 맞는 요구르트입니다.** 물론 계속 먹는 것이 중요하기 때문에 맛이나 식감이 좋은 것을 골라 먹는 것도 하나의 방법입니다.

실제로 먹기 시작해서 2주일 정도 지나면 "대변과 방귀의 지독한 냄새가 달라졌다"는 말을 많이 합니다. 그뿐 아니라 "입 냄새와 체취도 신경 쓰이지 않게 되었다"는 사람이 있습니다. 이는 장내 환경이 개선되었다는 증거입니다.

대변 냄새가 지독한 것은 암모니아와 유화수소 등의 물질 때문입니다. 이는 유해균이 만들므로 장 속을 유익균이 우세하도록 바꾸면 자연히 좋아집니다.

하루 200g이 적당하다

자신에게 맞는 요구르트를 정했다면 매일 200g 먹는 것을 목표로 합니다. 무리하지 않고 매일 200g을 먹는다면 장내 환경을 잘 다스릴 수 있습니다. 배변 횟수와 배변량만 아니라 비만과 거친 피부가 개선되는 등 다이어트 미용에도 효과가 있으니 시도해보기 바랍니다.

요구르트는 식후에 먹는 것이 좋습니다. 건강한 유산균을 많이 먹기 위해서라도 요구르트는 산 다음 가능한 한 빨리 먹어야 합니다.

채소와 과일을 곁들여 먹자

요구르트만 먹기보다는 채소와 과일 등 식이섬유가 풍부한 식재료를 함께 곁들여 먹으면 더 효과적입니다. 견과류를 토핑하거나 신선한 주스에 얹어 먹는 등 다양한 방법으로 즐기기 바랍니다.

장에 효과가 있는 요구르트 레시피

요구르트에 간 무를 더한다	요구르트 200g, 간 무, 꿀 각각 두 큰술. 장의 기능에 도움이 되는 유산균, 대변을 부드럽게 하는 간 무의 수용성 식이섬유, 유익균의 먹이가 되는 꿀의 올리고당을 더한 최강의 요구르트. 장운동을 촉진해 변비와 설사를 개선하는 데 효과적이다.
따뜻한 요구르트	내열 그릇에 요구르트를 넣고 600W짜리 전자레인지에 1분 30초 가열하는 것으로 끝. 가열하면 산미가 누그러져 먹기 좋다. 몸이 따뜻해지고 부교감신경의 활동이 향상되어 밤에 먹으면 좋다.

③

변비 탈출의 구세주!
살찌지 않는 당질은 무엇?

　"살이 찌니까 밥은 먹지 않겠다"는 사람이 있습니다. 5~6년 사이에 유행한 당질 제한 다이어트입니다. 백미와 빵에 들어 있는 당질은 몸 안에서 소화되어 포도당으로 바뀝니다.

　이것이 '비만 호르몬'이라고 하는 인슐린 분비를 촉진하기 때문에 당질을 지나치게 먹으면 중성 지방이 증가합니다. 그래서 다이어트하려고 주식^{탄수화물}을 피하는 사람들이 많은 듯합니다.

　최근에는 당질이 주목받고 있습니다. 바로 '레지스턴트 스타치^{Resistant starch, RS}'인데, 이것은 대체 어떤 성분일까요. 레지스턴트 스타치는 '소화되지 않는 전분^{저항성 전분}'이라는 뜻입니다. 전분이면서도 소화가 되지 않은 채 대장까지 가서 식이섬유와 같은 작용을 하는 당질입니다. '난소화성 전분'이라고도 합니다. 여기서 기대할 수 있는 효과는 다음 네 가지입니다.

- **변비 해소**
- **혈당수치 상승 억제**
- **아름다운 피부, 노화 방지**
- **비만 방지**

레지스턴트 스타치가 많이 들어 있는 식품은 보리 등의 곡물, 소두와 대두·강낭콩 등의 콩류, 고구마와 같은 뿌리식물입니다. 이들은 다이어트를 위해서 피하는 먹거리입니다. 이를테면 찐고구마 100g의 식이섬유는 3.8g, 당질은 30g입니다. 여기서 당질의 약 10%가 레지스턴트 스타치입니다.

고구마를 먹으면 장에서 당질 등의 영양분을 흡수하지만, 소화되지 않은 식이섬유와 레지스턴트 스타치는 그대로 대장까지 가서 음식물 찌꺼기와 함께 대변이 됩니다.

레지스턴트 스타치의 가장 큰 특징은 수용성과 불용성 양

쪽의 식이섬유 기능을 다 가지고 있다는 점입니다. 그만큼 장내 환경을 다스리고 변비를 해소하는 데 큰 힘을 발휘합니다.

쥐 실험에서도 식이섬유를 먹은 쥐보다 레지스턴트 스타치를 먹은 쥐의 변이 더 크고 양이 많았다는 결과가 보고되었습니다. 이 실험으로도 그 효과가 검증된 것입니다.

변비가 해소되면 영양분의 소화 흡수가 좋아져서 질 높은 혈액이 몸 안을 돌기 때문에 피부와 머릿결에 윤기가 흐르고 부종이나 피로, 어깨 결림 등이 개선되는 등 여러 이득을 볼 수 있습니다.

또 다른 음식에 비해 혈당이 높아지는 것을 막는 작용도 합니다. 혈당이 느리게 상승하면 인슐린 분비도 느슨해져 지방이 잘 쌓이지 않게 됩니다.

최근 연구에서는 지방이 쌓이는 것을 억제하는 '짧은사슬지방산short chain fatty acid'을 만드는 것과도 관계가 있다는 사실이 밝혀졌습니다.

레지스턴트 스타치는 짧은사슬지방산을 만들어내는 장내 세균살을 빠지게 하는 균의 먹이가 되기 때문에 많이 먹으면 이런 균이 늘어나 살이 잘 찌지 않는 체질이 됩니다.

레지스턴트 스타치는 장내 환경을 다스려 변비 해소에 도움을 주고, 지방 증가를 억제해서 뚱뚱해지지 않게 하는 등의 역할을 합니다. 식이섬유 섭취량이 절대적으로 부족한 현대인에게 비장의 카드로 많은 기대를 받고 있습니다.

그럼 효과를 더 많이 보려면 어떻게 먹는 것이 좋을까요. 이를테면 보리는 그냥 먹기가 어려우니 백미와 섞어 밥을 지어 먹으면 좋습니다. 보리와 여러 곡류를 섞어서 파는 것도 추천합니다.

먹는 시간도 중요합니다. 레지스턴트 스타치는 가열하면 대폭 줄어들고 식으면 다시 늘어납니다. 그러니 조리 직후보다 식힌 후 먹는 것이 좋습니다. 식으면 전분 분자가 결합해서 굳는 것이 그 이유입니다.

따라서 어느 정도 시간을 두고 천천히 식힌 후 먹는 것이 요령입니다. 예를 들어 백미가 먹고 싶다면 갓 지은 밥보다는 식은 주먹밥이나 도시락, 김밥이 더 좋습니다.

식품 100g당 들어 있는 레지스턴트 스타치 양

○ 백미(조리 후)　0.1g　　○ 식빵　1.2g

○ 호밀빵　3.2g　　○ 파스타(조리 후)　1.1g

○ 옥수수(조리 후)　0.3g　　○ 감자(조리 후)　1.3g

○ 강낭콩(조리 후)　2.2g

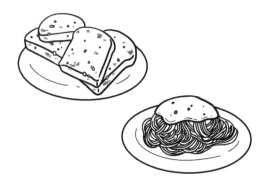

④
주식은 흰색보다 검은색

앞에서 장내 세포의 유익균을 늘리기 위해 발효식품을 적극적으로 먹는 것이 좋다고 했습니다. 유익균을 먹었다면 이번에는 키우는 것이 중요합니다.

여기서 빼놓을 수 없는 것이 유익균의 먹이가 되는 '식이섬유'입니다. 식이섬유는 주로 감자나 고구마 같은 뿌리채소, 채소, 과일, 버섯류, 콩류, 곡물 등에 많이 들어 있습니다.

식이섬유는 유익균을 활성화해 장내 환경에 도움이 되는 것은 물론, 숙변과 노폐물을 몸 밖으로 내보내 장을 깨끗하게 청소하므로 변비 해소에도 효과적입니다.

또 장 기능이 좋아지므로 건강하게 살이 빠지고 부종도 가라앉으며 점차 '쌓이지 않는 몸'으로 변해갑니다. 덤으로 혈당 수치와 혈중 콜레스테롤 수치가 높아지지 않게 막아주니 온갖 생활습관병을 예방하는 데도 도움이 됩니다.

2017년 있었던 국민건강·영양 조사에 따르면 안타깝게도 18~69세의 하루 식이섬유 섭취량이 섭취기준인 '남성 20g, 여성 18g 이상'에 미치지 못한다고 합니다. 식이섬유는 곡물 등에 많고 고기와 생선에는 많지 않습니다. 식단의 서양화에 따른 육식 위주 식생활에서는 식이섬유가 부족하기 쉽습니다. 또 옛날보다 밥 먹을 기회가 줄어든 것도 하나의 이유입니다.

식이섬유는 의식하는지 안 하는지에 따라 섭취량이 크게 달라집니다. 평상시 식사에서 샐러드를 하나 더한다거나 된장국에 채소를 하나 더 넣는다거나, 국과 찌개에 채소류를 늘린다는 등의 연구가 필요합니다.

그런데 식이섬유를 먹기 위해 채소와 과일을 찾아서 먹기도 쉬운 일이 아니니 식재료를 바꿔보는 것도 좋은 방법입니다. 바쁜 날에도 간편하게 효율적으로 식이섬유를 먹을 수 있어 부담 없이 지속할 수 있습니다.

이를테면 주식은 '하얀색'보다 '검은색'을 선택합니다. 현미는 백

미보다 식이섬유가 6배나 들어 있어서 끼니때마다 한 그릇, 하루 세 번_{합계 세 그릇} 먹으면 하루에 필요한 식이섬유 섭취량의 절반을 얻을 수 있습니다.

이것으로 섭취량 허들이 바로 내려갑니다. 의식하지 않고 먹는 '주식'이지만 무엇을 선택하느냐에 따라 천차만별의 결과가 나옵니다.

밥뿐 아니라 빵도 호밀로 만든 갈색 빵에 식이섬유가 풍부합니다. 휴식시간에는 커피나 홍차보다 식이섬유가 많은 코코아를 마시는 것도 도움이 됩니다.

과일과 채소의 경우 부피가 커서 먹기 힘들면 믹서에 갈아서 주스로 먹습니다. 제가 추천하는 최고 과일은 사과, 키위, 바나나 세 가지입니다.

신선한 주스는 이 세 가지 과일과 요구르트를 기본으로 하고 좋아하는 과일과 채소를 더하면 됩니다. 과일과 채소를 곁들이면 미네랄과 비타민 등 필요한 영양소를 적절하게 먹을 수 있습니다. 이때 다양한 식재료를 곁들이면 맛의 범위가 넓어져 쉽게 질리지 않습니다. 바빠서 만들 시간이 없다면 편의점에서 채소주스를 사서 마시는 것도 좋습니다.

장에 좋은 과일 베스트 3

사과와 키위에 많은 '큐틴'은 유산균과 같은 유익균을 늘리고 유해균을 줄여준다. 큐틴은 과일 껍질에 많이 들어 있으므로 사과를 깨끗하게 씻어서 껍질째 믹서에 갈아 먹는다. 바나나에는 식이섬유 외에도 장내 환경에 좋은 올리고당이 풍부하다.

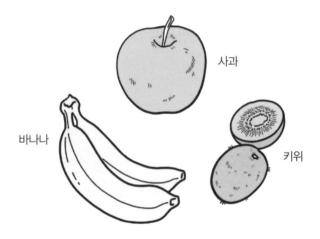

사과

바나나

키위

⑤
복부 팽만감에는
끈적끈적한 식재료!

식이섬유는 장내 환경을 다스리는 데 빼놓을 수 없는 성분이지만 "식이섬유를 적극적으로 먹는데도 대변이 잘 나오지 않습니다. 먹으면 먹을수록 복부 팽만감이 느껴집니다"라고 호소하는 환자가 있습니다.

이럴 때는 장에 좋은 '끈적끈적한 식재료'를 추천합니다. 여기에는 낫토, 오크라, 멜로키아, 미역귀, 참마 등이 있습니다.

복부 팽만감이 있는 것은 식이섬유 중 '불용성' 식이섬유를 많이 먹었기 때문입니다. 저는 "수용성 식이섬유가 풍부하게 들어 있는 것, 특히 끈적끈적한 식재료를 많이 먹어보십시오"라고 조언합니다. "왜 끈적끈적해야 하지?" 하는 분들을 위해 더 자세히 설명하겠습니다.

'식이섬유'는 물에 녹지 않는 불용성과 물에 녹는 수용성 두 종류가 있습니다.

불용성 식이섬유는 수분을 흡수해서 크게 부풀어 오릅니다. 따라서 대변의 부피를 키워 장의 연동운동을 촉진합니다.

수용성 식이섬유는 물을 흡수하면 젤 상태가 되어 대변의 수분을 늘리고 대변을 부드럽게 해줍니다.

식이섬유를 함유한 식재료는 불용성과 수용성 둘 다 들어 있는데, 대부분 불용성의 비율이 높고 수용성이 부족합니다. 특히 변비인 사람은 변이 장에 오랫동안 머물기 때문에 필요 이상으로 수분이 흡수되어 딱딱해집니다.

그러면 연동운동을 해도 대변이 잘 배출되지 않고 변이 쌓여 장이 부풀어 오릅니다. 변비를 개선하려고 노력한다 해도 이는 역효과입니다.

변비를 비롯해 복부 팽창이 있으면서 가스만 나오고 대변이 나오지 않는 사람은 먼저 불용성보다는 수용성 식이섬유를 많이 먹어서 대변을 부드럽게 해야 합니다.

물론 변비가 아니더라도 불용성과 수용성의 균형을 맞춰 먹는 것이 장 활동에 도움이 됩니다. 특히 끈적끈적한 성분은 소화 흡수는 물론 위 점막 보호에도 도움이 됩니다.

이를테면 오크라, 참마, 낫토는 반찬으로 먹을 수 있습니다. 해산물과 버섯류는 샐러드나 초절임 또는 된장국에 넣어서 먹으면 좋습니다.

참고로 오크라는 날것보다는 데친 것이 끈적끈적한 성분이 더 잘 흡수되어 좋습니다.

수용성 식이섬유가 많은 식재료

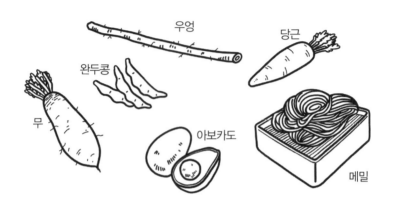

완두콩	콩류 중에서도 수용성 함유량이 특히 많다. 그냥 쪄서 먹기도 하고 수프나 된장국에 넣는 등 다양한 요리에 활용할 수 있는데 불용성도 많이 들어 있다.
우엉	불용성과 수용성 둘 다 풍부하다. 유익균의 먹잇감이 되는 올리고당도 많이 들어 있는 만능 식재료다.
당근	채소 중에서 비교적 수용성이 많다. 영양분을 통째로 먹을 수 있는 채소주스로 최적이다.
메밀	주식 중에서 수용성의 함유량이 높다. 건면도 생면도 양에는 변함이 없다.
무	수용성과 불용성 식이섬유의 균형이 좋다. 찌거나 데치거나 생으로 갈아서 먹는 등 먹는 방법이 다양하다.
아보카도	수용성과 불용성 식이섬유의 균형이 이상적이다. 불포화 지방산도 많고 변을 원활하게 배출하는 윤활유 역할도 한다.

❻
아마유 한 큰술로 쾌변

　변비로 고생하는 사람 중에는 변이 직장에 있어도 너무 딱딱해서 나오지 않는 경우가 적지 않습니다. 모처럼 변이 만들어졌는데도 배출할 수 없는 것은 고통스러운 일입니다.

　변이 쌓이면 장내에서 수분을 흡수해 더 딱딱해지고 점점 배출하기 어려운 상태가 되니 장내 환경도 나빠집니다.

　여기서 추천하고 싶은 방법은 아마유를 한 큰술 마시는 것입니다. 기름은 몸에 나쁠 것 같지만 변비 해소에는 적당한 기름이 필요합니다. 유분이 장 속에서 윤활 역할을 하기 때문입니다.

　딱딱해진 변은 물을 흡수하기가 힘들기 때문에 수분을 섭취하기보다는 기름의 힘을 빌리는 것이 효과적입니다. 대변이 쌓였다고 느껴지면 시험해보기 바랍니다.

아마유에 들어 있는 '올레산'은 위나 소장에 흡수되지 않고 대장까지 바로 가기 때문에 대장의 장벽을 자극해 연동운동을 촉진합니다. 또 유분이 대변을 부드럽게 하거나 코팅해서 시원하게 배출할 수 있는 상태로 만듭니다. 그래서 배변할 때 통증도 개선됩니다. 아침 식사 전에 마시면 좋은데, 공복에 먹으면 대장까지 바로 갑니다.

기름을 그냥 마시기 거북하면 샐러드드레싱이나 요구르트에 섞거나 빵에 찍어서 먹는 등 아침 식사 메뉴와 조합해서 먹으면 좋습니다. 아마유는 가열하면 산화하기 쉬우므로 그냥 먹는 것이 중요합니다. 아마유뿐 아니라 올리브유^{두 큰술}도 좋습니다.

그런데 기름이라고 다 좋은 것은 아닙니다. 적극적으로 얻어야 하는 기름과 그렇지 않은 기름이 있습니다. 피해야 하는 기름은 '트렌스지방산'이라고 하는 것인데, 대표적으로 마가린과 쇼트닝이 있습니다.

한편 꼭 섭취해야 하는 것은 '오메가3 지방산'과 '오메가9 지방산'입니다. 오메가3 지방산은 등푸른생선 등에 많이 들어 있는데 아마유도 오메가3 지방산입니다. 혈중 유해 콜레스테롤을 낮추고 유익 콜레스테롤을 높이므로 동맥경화 예방에도 도움이 됩니다.

오메가3 지방산은 몸 안에서 만들 수 없어서 식품으로 먹어야만 하는데, 대부분 섭취량이 부족하다고 합니다. 그래서 아마유를 추천합니다.

오메가9 지방산의 대표 성분은 올레산입니다. 견과류 등에서 섭취할 수 있고, 몸 안에서 합성할 수 있는 지방산입니다. 올리브유에 오메가9 지방산이 들어 있습니다.

아마유의 주성분

올레산	순환기계 발병률을 낮춘다. 잘 산화되지 않고 몸 안에서 쉽게 고체화되지 않는다.
α-리놀렌산	몸에 필요한 필수지방산 중 하나다. 혈중 중성지방을 낮추고 혈전이 생기는 것을 막으며 고혈압을 예방하는 작용 외에 알레르기 증상 완화에 효과가 있다.
리그난	폴리페놀의 한 종류로 항산화 작용이 강력해서 노화를 촉진하는 활성탄소를 제거한다. 여성 호르몬 역할을 해서 유방암을 예방하고 갱년기 증상을 완화한다.
리놀산	α-리놀렌산과 같은 필수지방산의 하나다. 혈중 콜레스테롤 수치를 떨어뜨린다고 알려져 있다.

❼
최강의 간식은 말린 과일

변비로 병원을 찾는 환자들에게서 자주 듣는 말은 "케이크와 초콜릿을 좋아합니다. 무심결에 간식을 먹는데 장에 나쁠까요?"입니다. 사실 **과자에 들어 있는 설탕이나 유지를 지나치게 많이 먹으면 유해균이 늘어 장내 환경이 나빠집니다.** 따라서 가능한 한 삼가는 것이 좋지만 단것을 아예 먹지 않는 것도 스트레스입니다.

여기서 제안을 하나 합니다. "간식을 원한다면 말린 과일을 드십시오." 말린 과일은 건조하는 과정에서 단맛이 응축되기 때문에 단 음식을 끊기 어려운 분들에게도 만족스러울 것입니다.

말린 과일은 식이섬유를 듬뿍 담고 있는 대표 음식으로 대변을 부드럽게 하는 '수용성 식이섬유'와 장의 연동운동을 촉진하는 '불용성 식이섬유'가 다 들어 있어 변비 해소에 도움이 됩니다.

그밖에 비타민과 미네랄, 철분 등 건강에 빼놓을 수 없는 영양소가 풍부한 점도 놓칠 수 없습니다. 최근에는 프리즈드라이동결 건조 등의 기술로 다양한 종류의 말린 과일을 살 수 있으니 취향에 맞는 말린 과일을 준비해두면 좋습니다.

말린 과일은 껍질을 벗길 필요도 없고 언제 어디서라도 간편하게 먹을 수 있어 더 매력적입니다. 다만 칼로리가 높은 편이니 설탕과 기름을 사용한 것은 피하고, 지나치게 많이 먹지 않도록 주의해야 합니다. 소장이 비어 있을 때 조금씩 집어 먹는 것이 좋으며 요구르트에 넣어서 먹어도 좋습니다.

장 기능에 도움이 되는 말린 과일

살구	수용성 식이섬유가 많이 들어 있다. 항산화 효과가 강한 β-카로틴이 많아서 노화의 원인이 되는 활성산소를 제거하며 피부 미용에 효과가 있다.
프룬 (서양자두)	살구 다음으로 수용성 식이섬유가 많다. 칼로리가 낮은 것도 큰 장점이다.
건포도	손쉽게 먹을 수 있는 건과의 대표다. 빈혈 예방 등의 효과를 기대할 수 있는 철분, 부종 해소에 도움이 되는 칼륨 등 미네랄이 풍부하다.
곶감	하나에 거의 하루분 식이섬유가 들어 있다.
블루베리	말린 과일 중 식이섬유량이 가장 많으며 눈에 좋은 안토시아닌이 들어 있다.
무화과	칼륨, 칼슘, 철, 몰리브덴 등 미네랄이 많이 들어 있다.
망고	말린 과일의 기본으로 비타민 A, 비타민 E 등이 풍부하다. 요구르트와 함께 먹으면 아주 좋다.
건대추	적혈구 합성과 관계있는 엽산 함유량이 두드러지게 높다.

면역력 강화! 장이 좋아지는 식습관

1분 장을 위한 활동 – 아침, 점심, 저녁을 지내는 방법

아침을 지내는 방법

- 정해진 시간에 일어난다.
- 일어나서 아침 햇살을 만끽한다.
- 물 한 잔을 마신다.
- 정해진 시간에 화장실에 간다.
- 이를 천천히 닦는다.
- 아침 식사를 반드시 한다.

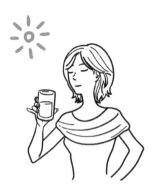

점심을 지내는 방법

- 점심 전에 물을 한 잔 마신다.
- 발효식품과 식이섬유를 가능한 한 먹는다.
- 의자에 앉아서 수시로 스트레칭을 한다.
- 기분전환을 위해 심호흡을 한다.
- "먼저 하십시오" 하는 양보하는 마음을 가진다.
- 무조건 방긋 웃는다.

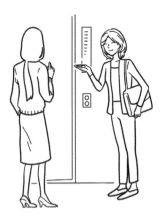

저녁을 지내는 방법

- 저녁 식사는 다음 날 아침 배가 빌 정도로 가볍게 한다.
- 술을 마실 때는 같은 양의 물을 마신다.
- 저녁 식사를 한 후 30분 정도 걷는 등 가벼운 운동을 한다.
- 샤워보다는 미지근한 물을 욕탕에 받아 15분 정도 들어간다.
- 석 줄 정도 일기를 쓰고 자기 1시간 전에는 마음을 가라앉힌다.
- 장 활동이 활발해지는 자정 이전에 잔다.

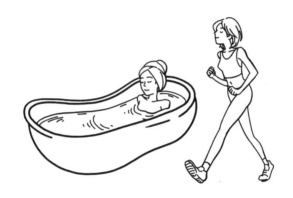

STEP 4

면역력 강화!
장을 다스리는
생활습관

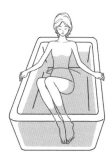

❶
식사는 천천히, 조금 모자라게!

일이 바쁘거나 시간이 없을 때는 식사를 허겁지겁합니다. 혼자 먹을 때도 급하게 먹습니다. 예부터 우리는 "천천히, 꼭 꼭 씹어서 먹어라"라는 말을 들었습니다. 급하게 먹으면 몸에 좋지 않고 장에는 더 안 좋습니다.

급하게 먹으면 자율신경의 균형이 무너질 뿐 아니라 과식하게 되어 소화 흡수가 원활하지 않습니다. **한입 먹을 때마다 20번 정도 천천히 씹어 삼킵니다.**

소화 흡수가 잘되지 않으면 필요한 영양이 세포에 전달되지 않고 지방에 쌓이므로 살이 찌는 원인이 됩니다. 또 자율신경이 흐트러져 장의 활동이 나빠지고 장내 환경의 악화와 변비로 이어지는 악순환을 맞이하게 됩니다.

식사 중에는 교감신경이 활발히 움직이고 식후에는 소화를 위해 부교감신경이 활발히 움직입니다. 천천히 잘 씹어 먹으면 교감신경과 부교감신경이 균형을 이루고 전환도 제대로 되며 과식을 방지하기도 합니다. 또 다음과 같은 효과도 있습니다.

- 식재를 잘게 부수어 소화를 돕고 위장의 부담을 줄여줍니다.
- 턱을 열심히 움직이면 그 자극으로 뇌가 활발해져 건망증을 예방하는 데 도움이 됩니다.
- 잘 씹으면 심신의 안정을 가져다주는 호르몬인 '세로토닌' 분비가 활발해집니다.
- 잘 씹으면 얼굴 근육이 단련되어 얼굴이 처지지 않습니다.

장 건강을 위해서는 자율신경을 흐트러뜨리지 않는 식사법이 중요합니다. 극단적인 체중 감량, 특정한 식재에만 치우친 식사법, 불규칙한 식사, 급하게 먹는 습관, 폭식과 폭음은 가장 큰 적입니다. 장을 보살피기 위해 균형 잡힌 식사를 하고 조금 부족한 듯 먹는 것이 좋습니다.

1일 3식이 기본이지만 저녁 식사가 늦어졌을 때는 소화하는 데 부담이 적은 수프나 부드럽게 삶은 음식을 선택하는 등 장을 위하는 마음을 가져야 합니다. 그중에서도 따뜻한 음식은 부교감신경의 활동을 높여 소화와 흡수를 원활하게 합니다.

가끔 가족이나 친구들과 식탁에 둘러앉아 즐겁게 시간을 보내는 것도 장이 기뻐할 일입니다. 평상시 바쁘더라도 정기적으로 이런 식사 시간을 마련하는 것이 좋습니다. 먹는 것은 생명과 관계가 있는 동시에 인생을 풍요롭게 만들어주기 때문입니다!

②

하루에 물 1.5리터를
수시로 마시자

우리 몸은 약 60%가 물입니다. 식음료로 매일 2리터 가까운 수분을 마시고 호흡, 소변, 땀으로 배출합니다. 따라서 매일 수분 2리터가 몸을 순환하고 있습니다.

참고로 음료수로 얻는 수분은 1.5리터 정도인데, 특히 변비나 딱딱한 대변을 보는 분들은 수분 섭취량이 적은 경우가 많으니 의식적으로 마셔야 합니다.

물을 마시는 이득은 이것만이 아닙니다. 장 건강을 좌우하는 자율신경은 '물을 마시는 것'으로 효과적으로 조절할 수 있습니다. 긴장될 때, 짜증 날 때 물을 한 모금 마시면 진정됩니다. 이는 바로 위와 같은 이유 때문입니다.

그렇다면 당신은 언제 물을 마십니까? 목이 마를 때 마시면 된다고 생각할 테지만, 자율신경을 다스리고 장에도 도움이 되는 포인트는 '하루에 물 1.5리터를 수시로 마시는 것'입니다. 수시로 마시는 습관을 들이면 자율신경의 균형과 장 활동, 혈액순환이 잘되는 환경이 만들어집니다.

STEP 1의 아침 습관에서도 소개했듯이 아침에 일어나 바로 물을 한 잔 마시는 것은 물론, 외출하기 전에 물통을 챙기면 수시로 물을 마실 수 있습니다.

어차피 마시는 것인데 몸에 좋고 맛있으면 더 좋겠습니다. 편의점과 슈퍼에는 품질 좋은 미네랄 워터가 많습니다. 여러 가지 시험해서 마셔보고 자신에게 맞는 물을 찾읍시다.

하루에 물 1.5리터 마시기

식사 전	물을 마시고 식사를 하면 과식을 막을 수 있습니다.
근무 중	책상 위에 물을 두면 편리합니다. 근무 중에도 수시로 마시면서 재충전합니다.
술과 함께	술을 마시기 전에 마시고 술 한 잔에 물 한 잔의 비율로 물을 마시면 과하게 취하는 것을 방지할 수 있습니다.
목욕 후	목욕할 때는 자기도 모르는 사이에 땀을 흘리게 되니 입욕 후 바로 수분을 보충합니다.

③

얼굴과 머리를 통통 두드리는 태핑

얼굴과 머리에는 부교감신경의 기능에 도움을 주고 자율신경의 균형을 잡아주는 혈이 많아서 가벼운 자극을 가하면 긴장이 풀리고 장의 움직임도 좋아집니다. **양손의 검지, 중지, 약지 세 손가락으로 얼굴과 머리를 가볍게 통통 두드립니다.**

손가락을 이용해 두드리는 핸드 마사지를 '태핑'이라고 하는데 이는 언제 해도 좋습니다. 식후에 하면 소화가 잘되고, 일하는 중간에 하면 기분을 전환할 수 있으니 권장합니다.

취침 전에 하면 숙면을 취할 수 있고 다음 날 쾌변을 볼 수 있습니다. 변비일 때는 좌변기에 앉아서 하는 것도 권장합니다. 천천히 크게 숨을 쉬면서 30초 정도 계속하면 좋습니다.

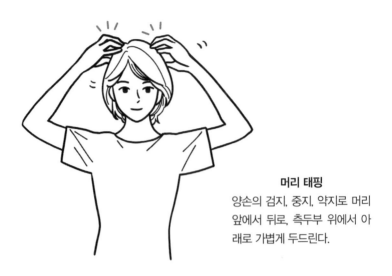

머리 태핑
양손의 검지, 중지, 약지로 머리 앞에서 뒤로, 측두부 위에서 아래로 가볍게 두드린다.

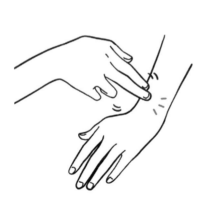

손목 태핑
손목 부위에서 손가락 세 개 정도 위에 부교감신경을 자극하는 혈이 있다. 짜증이 날 때 가볍게 통통 두드린다.

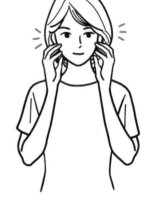

얼굴 태핑
양손 세 손가락으로 이마 → 미간 → 눈썹 → 눈 주변 → 코 밑→ 턱 순으로 가볍게 통통 두드린다.

④
목 주위를 풀어 장운동 활성화

　장운동을 활발하게 하려면 자율신경의 부교감신경을 높여야 합니다. 부교감신경은 긴장을 풀고 쉴 때 활동이 높아집니다. 정보가 넘쳐나고 밤낮없이 바쁘게 움직이는 현대 사회는 스트레스로 가득합니다.

　일상생활에서도 교감신경의 기능이 상승될 때가 많습니다. 지금까지 보아온 환자 중 변비 등 장 트러블을 고민하는 사람은 대부분 상당한 스트레스를 받았습니다.

　그러므로 장 본래의 활동을 되돌리려면 의식적으로 부교감신경을 높여야 합니다. 간단하게 할 수 있는 것으로 목 주위 혈을 자극하는 방법을 추천합니다.

목에는 교감신경, 부교감신경과 관계있는 '미주신경'과 '목가슴신경절'이 있습니다. 목과 어깻죽지 부위가 뭉치면 혈액순환이 나빠지고 미주신경과 목가슴신경절의 기능이 떨어집니다. 자율신경의 균형도 망가집니다.

자율신경의 활동은 내장 기관과 마음의 안정 등 심신 균형과도 관련이 있어 자율신경이 흐트러지면 장은 물론 내장 기능 저하와 심적 불안감 등 심신이 모두 나빠집니다.

만성적으로 어깨와 머리, 목 결림으로 고생하는 사람은 스트레스 과다로 자율신경이 망가졌다는 증거입니다. 장 상태도 나쁜 사람이 적지 않습니다.

저는 변비로 고생하는 사람들에게 "어깨 결림과 목 결림 등이 개선되면 기분이 나아지고 자율신경도 좋아집니다. 또 장에도 좋은 영향을 미칩니다"라고 설명합니다. 평상시 수시로 목을 따뜻하게 해서 풀어줍니다. 또 어깻죽지 부위를 잘 풀어주면 자율신경의 균형을 조절하기 쉬워집니다.

매일 스트레스로 고통받는 이들이 많은데 목을 따뜻하게 하고 어깻죽지를 푸는 혈을 누르면 효과적입니다. 그밖에도 몸의 각 부위에는 다양한 혈이 있습니다. 이것을 자극하면 혈액순환이 좋아져 무너진 자율신경에 따른 심신 불안과 장내 환경 악화를 개선할 수 있습니다.

정수리에 있는 '백회'만이 아니라 다음 그림에서 볼 수 있는 '대거', '용천', '삼음교' 등의 혈을 자극해보십시오. 손가락으로 눌러도 좋지만 헤어드라이기의 약한 온풍으로 1~2분 따뜻하게 하는 것도 효과적입니다. 이것을 4~5회 반복하십시오.

면역력 강화! 장을 다스리는 생활습관

자율신경과 장 기능을 다스리는 데 도움이 되는 혈

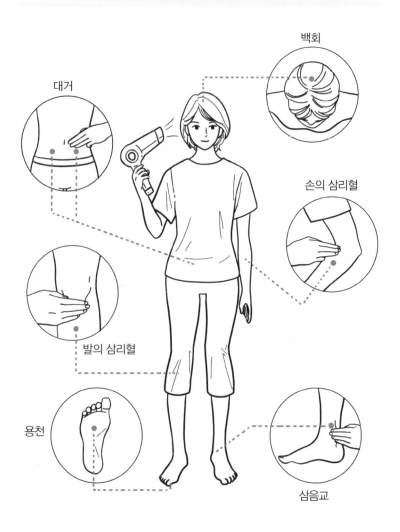

대거

백회

손의 삼리혈

발의 삼리혈

용천

삼음교

대거	배꼽에서 세 손가락 정도 아래로, 그리고 세 손가락 정도 바깥으로 있는 두 점. 장을 자극해서 변비 해소에 도움이 된다.
발의 삼리혈	무릎뼈 외측 움푹 파인 곳에서 네 손가락 정도 아래에 위치한다. 위장을 돌볼 뿐 아니라 질병 예방, 체력 증가, 발의 피로 등에 효과가 있는 만능 혈이다.
손의 삼리혈	팔을 굽혔을 때 생기는 주름에서 손목 방향으로 세 손가락 정도 내려온 부위에 있다. 소화 불량 개선만이 아니라 나른함, 무의욕, 고민 등 정신적 증상에도 도움이 되는 혈이다.
용천	발바닥 아치의 약간 위 한가운데 발가락을 굽혔을 때 쏙 들어가는 부분. 혈액순환을 촉진하고 내장 기능을 강화한다.
삼음교	안쪽 복숭아뼈에서 네 손가락 위에 위치. 소화기관, 간, 위 등의 활동에 도움이 된다. 이것만이 아니라 생리통과 갱년기 증상 등 여성 특유의 증상에도 꼭 필요한 혈이다.

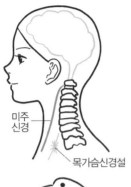

미주신경과 목가슴신경절

미주신경은 부교감신경의 섬유에서 만들어졌다. 뇌에서 장까지 이어지고 내장 활동을 좌우하는 중요한 일을 한다. 목가슴신경절은 목 아랫부분, 이른바 뿌리 부분에 있는데 별모양이어서 '성상신경절'이라고도 한다. 머리와 목, 어깨 등의 혈액순환을 조절한다.

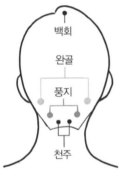

목을 푸는 혈 누르기

'천주', '풍지', '완골'은 뒷목 머리카락이 자라는 부위(두개골 가장자리)에 안에서부터 순서대로 나란히 줄지어 있다. 각각의 혈을 양손 엄지로 누르고, 목선을 따라 내려와 어깨까지 눌러준다. 정수리에 있는 '백회'는 양손 중지로 15~20번 정도 누른다.

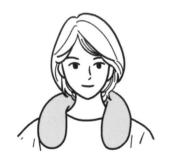
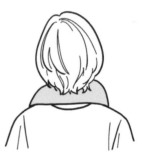

목을 따뜻하게

목도리나 따뜻한 수건 같은 것으로 목을 감는다. 목과 쇄골 경계에 있는 목가슴신경절을 따뜻하게 하면 과열된 교감신경의 활동이 누그러진다. 또 목 전체를 따뜻하게 하면 미주신경은 물론 목을 완화하는 혈도 풀어줄 수 있다.

⑤
'4 대 8 호흡법'으로 마음 다스리기

부교감신경의 활동을 높여 자율신경의 균형을 잡으면 장 건강은 물론 심신 건강에도 좋다고 했습니다. 그런데 안타깝게도 살다보면 화나고, 긴장되고, 불안하고, 마음의 동요를 경험하게 됩니다. 이른바 부교감신경을 저하하는 일이 아주 많은 것입니다.

부교감신경의 활동이 높으면 스트레스가 있어도 기분을 잘 조절할 수 있습니다. 부교감신경이 떨어진 상태에서는 교감신경이 높아 혈액순환이 나빠집니다.

그러면 살이 잘 찌고, 잘 붓고, 어깨 결림이나 피로, 집중력 저하, 판단력 저하로 이어집니다. 일이 제대로 풀리지 않기 때문에 스트레스가 점점 더 쌓이는 악순환에 빠집니다.

저도 옛날에는 성질이 괴팍해서 힘들었습니다. 그런데 자율신경을 연구하면서 화를 내고 짜증을 부리면 몸에 좋지 않다는 것을 알았습니다. 일의 능률도 떨어지고, 성질을 부리면 무엇 하나 좋은 것이 없다는 것을 깨달았습니다.

여기서 중요한 사실은 흐트러진 마음은 그 자리에서 바로 다스려야 한다는 것입니다. 짜증이 나거나 스트레스를 받았을 때 바로 실시해야 할 것은 '4 대 8 호흡법'입니다. 언제 어디서라도 쉽게 할 수 있으니 꼭 시도해보기 바랍니다.

'4 대 8 호흡법'은 숨을 들이마시는 것보다 내쉬는 시간을 길게 하는 심호흡입니다. 중요한 발표를 앞두었거나 중요한 사람을 만나기 전 긴장했을 때 심호흡으로 마음을 가라앉힌 적이 있을 것입니다. 이것은 의학적으로도 설명이 가능한 방법입니다.

우리가 평상시 무의식적으로 하는 호흡인데, 여기에는 교감신경의 활동을 낮추고 부교감신경을 높이는 전환 효과가 있습니다. 방법은 간단합니다. 배에 손을 얹고 4초간 코로 숨을 들이마신 다음 8초간 입으로 숨을 내뱉습니다. 중요한 점은 숨을 내뱉는 시간을 길게 하는 것입니다. 숨을 뱉는 시간을 2배로 하는 것이 가장 좋습니다.

심호흡을 반복하면 변비 개선에도 도움이 됩니다. 마음을 다스리는 방법을 아는 것과 모르는 것은 삶의 질에 차이가 큽니다. 호흡 하나로 인생이 바뀌고 삶이 즐거워집니다.

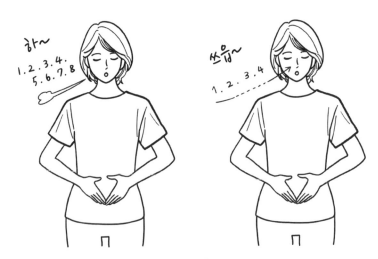

4 대 8 호흡법

양손을 배꼽 위에 얹어 삼각형을 만든다. 4초간 코로 숨을 들이마시고 8초간 입으로 숨을 내뱉는다. 숨을 뱉을 때는 배에 있는 공기를 전부 내뱉는다는 느낌으로 배에 힘을 준다. 이것만으로도 장 마사지가 되니 일거양득이다.

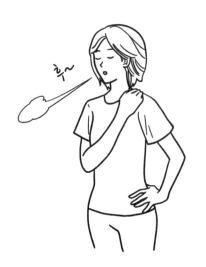

깊게 숨을 쉰다

일에 집중하거나 걱정되는 일이 있으면 호흡을 얕게 하게 된다. 때로는 의식해서 깊게 숨을 쉬면 부교감신경이 높아진다.

늘 '천천히' 움직인다

일상의 행동을 아주 조금 신경 쓰는 것만으로도 장에 좋은 생활을 할 수 있습니다. 딱히 특별한 일을 할 필요는 없습니다. 항상 하는 행동을 조금만 '천천히' 움직이는 것으로 가능합니다.

자율신경이 흐트러지기 쉬운 경우는 ① 여유가 없을 때, ② 자신감이 떨어졌을 때, ③ 예상 밖의 일이 터졌을 때, ④ 몸 상태가 안 좋을 때, ⑤ 환경이 나쁠 때 등입니다.

이것을 피하는 요령은 의식적으로 '천천히' 움직이는 것입니다. 그렇게 하면 자연스럽게 호흡이 안정되고 부교감신경의 활동이 좋아집니다. 이를테면 아침에 이를 닦을 때, 평소보다 2배 시간을 들여 이를 하나하나 신중하게 닦아보면 어떨까요.

승강기를 탈 때나 현관 입구에서 "먼저 들어가십시오"라고 미소로 양보하면 어떨까요. 조급하게 움직이면 부교감신경이 급상승하지만 다른 사람에게 양보하는 여유를 가지면 자율신경의 균형을 좋게 유지할 수 있습니다.

처음에는 조금 부끄러울 수 있지만 한번 시도해보면 기분이 좋아질 것입니다. 또 누군가와 이야기할 때도 급하게 말하지 않고 차분하게 이야기해보십시오. 서로 안정적인 대화를 즐길 수 있을 것입니다.

자율신경 조절 여하는 주변 사람들에게도 영향을 미칩니다. 짜증을 잘 내는 사람이 직장에 있으면 팀 전체 분위기가 나빠집니다.

반대로 자율신경이 잘 조절되는 사람은 주변 사람들의 자율신경에도 좋은 영향을 미칩니다. 일상생활에서는 '천천히' 움직이는 습관을 들이도록 합니다.

⑦
자연의 힘을 빌려 기분을 정비한다

스트레스로 가득 찬 심신을 돌보기 위해 기분을 재정비하는 것도 중요합니다. 머리를 쓰지 않고 오감을 자극하면 기분을 바꿀 수 있습니다. 이를테면 자연 속에 몸을 두는 것도 효과적입니다.

인간도 자연의 일부이므로 주변에 자연을 느낄 수 있는 환경이 있다면 편안해집니다. 때로는 산이나 바다, 숲 등 자연이 가득한 곳에서 느긋하게 지내보기 바랍니다.

이런 여유를 경험하면, 과열한 교감신경의 활동을 진정할 수 있어서 자율신경의 균형이 좋아집니다. 긍정적 사고가 넘쳐나고 자신의 본래 속도로 되돌릴 수 있습니다.

자연과 접하기 힘들다면 꽃의 힘을 빌리는 것도 하나의 방법입니다. 꽃에는 사람을 치유하는 힘이 있습니다. 그 색과 향기가 지친 마음을 치유합니다. 한 송이라도 좋으니 마음이 가는 꽃으로 방을 꾸미면 어떨까요. 분명 마음에 여유가 생길 것입니다.

그밖에도 친근한 소재로 자연을 체험해봅니다. 바다와 하늘을 느낄 수 있는 푸른색 계열과 식물을 연상시키는 초록색 계열은 마음을 차분하게 합니다. 시냇물이 졸졸 흐르는 소리나 파도 소리를 CD 등으로 듣는 것도 좋습니다.

식물의 힘이라고 하면 수목이나 허브 등에서 추출한 향정유을 활용한 아로마 요법도 효과가 있습니다. 후각을 자극하면 직접 감정을 동요시키니 향으로 순식간에 차분해지기도 하고 기분이 고양되기도 합니다.

기분이 좋아지는 향은 그때그때 상황에 따라 다릅니다. 그러니 직감적으로 좋다고 생각되는 향을 고르는 것이 포인트입니다. 자연계에 있는 색과 향기, 소리를 일상에 잘 녹여보십시오.

8

입욕은 미지근한 물에서 15분 정도

입욕은 짧은 시간 몸을 회복하는 최고 방법입니다. 목욕은 몸의 더러움을 씻어주는 것만이 아니라 하루의 피로를 풀어 기분 좋게 잠잘 수 있게 해줍니다. 목욕을 잘 이용해 자율신경의 균형과 장 활동을 다스립니다.

장을 잘 다스리는 가장 이상적인 목욕 방법은 39~40℃의 물에 15분 정도 몸을 담그는 것입니다. 좀더 자세히 말하면, 처음 5분은 몸을 어깨까지 물에 담그고, 다음 10분은 명치까지 담그는 반신욕을 권장합니다.

이것으로 혈액순환이 좋아지고, 부교감신경의 활동을 높이는 데 도움이 됩니다. 또 직장의 온도를 지나치게 높이지 않고 몸의 심부

온도를 적정하게 유지하는 입욕 방법입니다.

40℃ 이상, 42~43℃를 좋아하는 사람도 있는데 의학적 관점에서는 상당한 고온이라 위험합니다. 교감신경을 급격하게 자극하면 몸에 부담이 많이 됩니다. 또 오랫동안 물속에 있으면 탈수 증세를 불러올 수 있으므로 주의해야 합니다.

입욕 전후 수분을 보충하면 탈수 증세를 예방할 수 있습니다. 특히, 욕조에서 나오면 반드시 물 한 컵을 마셔야 합니다. 다만 너무 차가우면 좋지 않습니다. 모처럼 따뜻해진 장의 온도를 유지하기 위해 상온의 물을 마시기 바랍니다.

"귀찮아서 샤워만 한다"는 분도 있을 것입니다. 샤워만으로는 몸이 따뜻해지지 않습니다. 부교감신경의 활동이 나빠져 좋은 잠자리에 들기 힘듭니다.

몸이 차가워져 혈액순환이 나빠지면 장도 차가워져 활동이 나빠집니다. 몸이 찬 사람에게 변비가 많이 나타나는 것도 이런 이유 때문입니다.

변비로 고생하는 분들은 매일 입욕하기 바랍니다. 입욕 중 장 활동을 위한 운동을 병행하면 변비 해소에 도움이 됩니다.

특히 여름에는 신경을 더 써야 합니다. 더워서 샤워로 끝내기 십상이지만 차가운 음료수를 마시고 냉방된 방에 있으면 의외로 장은 차가워집니다.

몸을 따뜻하게 하거나 땀이 나도록 해서 장이 차가워지는 것을 예방하고, 체내 수분이 잘 순환하도록 해야 합니다. 이는 부종 해소와 다이어트로도 이어집니다.

장운동에 도움이 되는 목욕 운동

따뜻한 물속에서 수압과 부력을 이용해 효과적으로 운동할 수 있다.

몸통 비틀기
양 무릎을 세워서 앉는다. 욕조를
양손으로 잡고 몸을 천천히 비튼
다. 그 상태로 자세를 20초 유지
한다. 반대편으로도 같은 자세를
취하고 좌우 5번 반복한다.

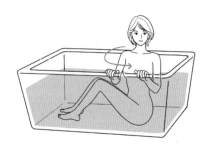

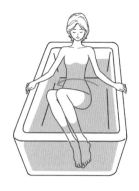

엉덩이 들기
양 무릎을 세워서 앉은 다음 욕조
바닥에 양손을 놓고 몸을 지탱한
다. 천천히 엉덩이를 위로 올리고
그 상태로 20초간 유지하다가 엉
덩이를 내린다. 15회 반복한다.

양다리 기울이기
양 무릎을 세워서 앉고 욕조를 양손으로 잡는다.
양 무릎을 모아 한쪽으로 기울이고 10초간 유지
한다. 반대편도 같은 자세를 유지한다. 좌우 중
기울이기 힘든 쪽으로 한 번 더 기울이고 10초
간 그 자세를 유지한다.

⑨
자기 전에 '석 줄 일기'를 쓰자

힘든 일이 있었던 날이나 내일에 대해 불안한 마음이 있는 날 밤에는 이불 속에서 이것저것 고민하다가 잠을 이루지 못하고 아침을 맞이한 경험이 있을 것입니다.

잠을 자지 못하면 하루 종일 나른하고 몽롱한데다가 부교감 신경이 떨어진 상태이기 때문에 장 활동도 정체된 느낌이 듭니다. 좋은 일도 하나 없습니다.

우리 일상 속에는 스트레스가 매우 많습니다. 그런데 스트레스를 잘 다스릴 줄 아는 사람과 그렇지 않은 사람은 삶의 질이 크게 다르다고 해도 지나친 말이 아닙니다.

어떤 날이라도 잠을 잘 잘 수 있도록 불쾌함과 불안감 따위로 가득

면역력 강화! 장을 다스리는 생활습관

한 마음은 바로 비우고 재정비해야 합시다.

여기서 꼭 시도해볼 좋은 해결책은 하루가 끝나기 전 '석 줄 일기'를 쓰는 것입니다. 일기는 너무 귀찮다는 아우성이 들리는 것 같은데 방법은 아주 간단합니다.

1. 오늘 저질렀던 가장 큰 실수
2. 오늘 가장 감동한 일
3. 내일의 목표

첫 줄에는 그날 저질렀던 실수나 싫었던 일을 씁니다. 두 번째 줄에는 그날 성취한 성공이나 기뻤던 일, 감동받았던 일을 씁니다. 세 번째 줄에는 내일의 목표와 지금 관심 있는 일을 씁니다. 이것으로 충분합니다.

자기 '기분'과 마주하고 정리하는 일은 자율신경을 다스리는 데 아주 중요합니다. 한 줄씩 써내려가면서 하루를 되돌아보면 희비가 교차하는 사건, 그것에 대한 자기 기분을 객관적으로 바라볼 수 있습니다. 이것으로 기분을 전환하는 스위치도 자연스럽게 작동합니다.

자기 전 '석 줄 일기'를 쓰는 시간을 만들고 노트나 수첩에 적어보십시오. **실수한 일을 기록해보는 것은 안 좋았던 기억을 제대로 되돌아보고 기분을 깔끔하게 재정비하기 위해서입니다.**

기록한 다음에는 "이 정도 일은 괜찮아." "실패는 성공의 어머니." "다음에는 잘해보자"는 말을 소리 내어 해보기 바랍니다. 여기서 중요한 것은 부정적 감정을 구질구질하게 끌고 가지 않는 것입니다. 이런 것들을 의식하며 일기를 써야 합니다.

다음에는 감동받은 일을 씁니다. 서점에서 흥미로운 책을 발견했다거나 귀여운 그림이 그려져 있는 엽서를 받았다거나 가게에 사람이 많았지만 창가의 좋은 자리에 앉을 수 있었다는 등 어떤 사소한 일도 좋습니다. 기뻤던 일, 두근두근했던 일, 반짝였던 일을 기억합니다.

기분 나쁜 일이 있으면 그 생각에만 갇혀 좋았던 기억은 금방 잊어버리는데 이는 상당히 안타까운 일입니다. 여기서 오늘 나쁜 일만 있었던 것이 아니라는 사실을 깨닫는 것이 가장 중요합니다.

이를 깨달으면 무심결에 '작은 감동'을 발견하게 되고, 감정의 안테나가 단련됩니다. 의학적 관점에서도, 호기심으로 가

149

슴이 두근거릴 때나 설렘이 가득할 때 자율신경의 균형이 좋아집니다.

그리고 마지막으로 '내일의 목표'에서는 미래를 향한 비전을 구체적으로 그려보는 것이 중요합니다. 내일 편지를 쓴다거나 서류를 정리한다는 등 일상적 내용으로 충분합니다. 기분을 내일의 자신에게 향하게 하는 것이 중요합니다.

어떤 환자가 제게 "선생님, 사람들이 저를 보고 신경질적이라고 합니다. 사소한 일에도 신경이 곤두서고, 별거 아닌 일에도 짜증이 납니다. 그런데 타고난 성격이라서 어쩔 수 없다고 생각합니다"라고 했습니다.

사실, 변비나 설사 등 장이 불편한 사람 중에는 신경질적인 이들이 많습니다. 그런데 저는 이런 조언을 합니다. "아니, 그렇지 않습니다. 자율신경을 잘 다스리는 법만 배우면 문제없습니다."

석 줄 일기를 시도해본 사람들에게서 "마음이 안정되었습니다." "잠을 잘 잘 수 있습니다"라는 말을 많이 듣습니다. 자율신경은 사소한 일로 균형을 잃는 만큼 아주 작은 방법으로도 회복됩니다.

⑩

잠들기 3시간 전까지
저녁 식사를 끝낸다

늦은 시간에 저녁을 먹고 배가 빵빵한 상태로 잠을 자면 다음 날 아침 식욕이 없고 위가 더부룩합니다. 이런 사람이 변비에 잘 걸립니다. 위에 음식이 남아 있으면 수면 중 행해지는 장의 '청소 시간'을 빼앗기기 때문입니다.

장은 우리가 잠을 자는 사이에 음식을 항문 쪽으로 밀어내는 수축 운동공복기 소화관 운동**을 해서 다음 날 아침의 배변을 준비합니다. 그러나 위에 음식이 남아 있는 상태로 잠을 자면 장 수축 운동이 잘 일어나지 않습니다.**

또 식사 중에는 교감신경이 상승하기 때문에 식후 바로 잠을 자면 교감신경이 높아진 채 잠자리에 들게 되어 장운동을 둔하게 만듭니다.

장운동이 제대로 이루어지려면 위를 비우고 자야 합니다. **음식이 위에서 소화되고 장으로 이동하는 시간을 생각하면, 늦어도 잠들기 3시간 전에는 저녁 식사를 마쳐야 합니다.** 잠은 장의 골든타임에 맞추어 12시 전에 자는 것이 좋습니다.

그렇게 말은 하지만 바쁜 일상에서 저녁 식사가 늦어지는 날도 있습니다. 이런 날에는 된장국이나 채소수프 등 소화가 잘되는 음식을 추천합니다. 위장에 부담을 주지 않고 몸을 따뜻하게 해야 원만한 수면으로 이어집니다.

탄수화물이 먹고 싶을 때나 조금 더 만족감을 얻고 싶을 때는 보리밥 반 그릇, 우동 반 그릇이 좋습니다. 그래도 부족하면 두부로 양을 늘리는 것도 하나의 방법입니다.

기름을 한껏 넣은 요리나 지방이 많은 고기 요리 등 소화하는 데 시간이 걸리는 음식은 피해야 합니다. 고기가 먹고 싶다면 저민 고기를 부드럽게 익혀 가능한 한 소화가 잘되도록 해야 합니다.

늦은 저녁 식사에서는 배를 가득 채우지 않고 반 정도 채우는 것이 좋습니다.

시계를 보고 저녁 식사가 몇 시 정도 가능한지 확인합니다. 너무 늦은 시간이라면 위장에 부담이 가지 않는 메뉴를 선택합니다. 1분이면 가능한 일입니다.

⑪
밤 12시 전 잠자리에 들자!

장의 소화 기능은 부교감신경의 활동이 높을 때 활발해집니다. 즉 부교감신경의 활동이 최고점에 달하는 자정이 '장의 골든타임'입니다. 장의 활동을 최고로 유지하려면 12시 전에 잠을 자는 것이 이상적입니다.

밤에 하는 일을 낮으로 바꾸는 등 가능한 한 '아침형 생활'을 하는 것이 바람직합니다. 장의 본래 기능을 되돌리려면 밤 11시쯤에는 잠자리에 들어가는 습관을 들여야 합니다.

그리고 잠자리에 들기까지 시간을 어떻게 보낼지 의식적으로 계획하기 바랍니다. **편안한 상태에서 잠들면 수면 중에도 부교감신경의 기능이 높은 상태가 유지되어 장도 활발하게 움직입니다.**

그 결과 다음 날 배변이 원활합니다.

그런데 텔레비전을 보거나 컴퓨터, 스마트폰을 만지는 등 자기 직전까지 자기 행동에 특별히 신경 쓰지 않는 사람이 많습니다. 화면의 강한 빛이 눈에 들어오면 교감신경이 급상승하기 때문에 잠들어도 부교감신경이 잘 기능하지 않고 장운동도 둔해집니다.

당신이 치유되고 있다고 느끼거나 안정감을 만끽할 때는 언제입니까? 음악 듣기, 아로마향 맡기, 멍하게 있기 등 무엇이라도 좋습니다. 다만 지나치게 '좋아한다'는 의식이 있으면 오히려 교감신경을 상승시키니 주의해야 합니다.

마음이 안정되는 조용한 시간을 즐겨야 합니다. 이불에 들어가기 1시간 전에는 텔레비전이나 컴퓨터, 스마트폰의 전원을 꺼야 합니다.

장을 건강하게 하고 면역력을 높이는 스트레칭!

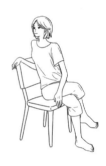

장운동을 좋게 하는
세 가지 포인트

장운동을 하려면 안에서부터 공략하는 것만이 아니라 바깥에서의 공략도 빼놓을 수 없습니다. 이 두 가지 접근법이 상호작용해서 장을 눈에 띄게 좋게 합니다.

여기에서는 외부에서 장을 건강하게 만드는 스트레칭과 운동을 소개합니다. 어느 것이나 1분 안에 할 수 있습니다. 요점은 다음 세 가지입니다.

- 부교감신경의 활동을 높여 자율신경의 균형을 맞춘다.
- 복근을 움직여 장을 자극한다.
- 배 주위와 엉덩이 주변 근육을 단련한다.

장을 건강하게 하고 면역력을 높이는 스트레칭!

장운동을 하려면 부교감신경의 기능을 높은 상태로 유지해야 합니다. 스트레스로 가득 찬 현대 사회에서는 교감신경이 상승된 채 유지되는 경우가 많으니 심신 재충전을 겸해 시도하면 좋습니다.

또 복부 깊은 곳에 있는 근육인 심층근을 움직여 장을 자극하고, 복근과 엉덩이 근육을 단련하는 것으로 배변에 필요한 힘을 키울 수 있습니다. 나이가 들수록 근육량이 줄어들기 때문에 특히 40대 이상은 매일 운동하는 습관을 들이기 바랍니다.

장운동이 활발해지면 자율신경이 조절됩니다. 몸을 움직이면 혈액순환이 좋아지므로 변비 해소는 물론이고 부종, 스트레스, 불면증, 어깨 결림, 냉증 등에도 효과가 있습니다.

스트레칭과 운동은 편안한 마음으로 해야 합니다. 무리하지 않는 범위에서 가능한 것부터 시작해봅시다. 자기 체력과 컨디션에 맞추어 자신만의 속도를 유지하기 바랍니다.

❶

장운동을 촉진해 아침 용변을 본다

아침 용변을 보기 전 장운동을 활발하게 하는 스트레칭이나 운동을 하면 원활한 쾌변을 경험할 수 있습니다. **먼저 '상반신 펴기' 스트레칭으로 저하된 부교감신경의 기능을 높이고 자율신경의 균형을 바르게 합니다. 부교감신경의 기능이 좋아지면 장의 연동운동이 활발해집니다.**

이렇게 배변 준비를 마치면 이어서 '복부 자극'을 합니다. 숨을 쉬면서 허리를 뒤로 젖히거나 앞으로 굽혀 복부에 자극을 가합니다.

변이 쌓이기 쉬운 부위^{대장 부근}를 잡고 자극을 가하는 운동입니다. 배 속의 장을 손으로 잡는다는 마음으로 세게 잡으면 깊은 곳에 있는 근육을 효과적으로 자극할 수 있습니다. 이렇게 복부를 자극해주면 변이 쌓이는 것을 해결하는 데 도움이 많이 됩니다.

상반신 펴기 스트레칭

❶ 다리를 어깨너비만큼 벌리고 양팔을 앞으로
쭉 뻗는다.
이 상태에서 한쪽 손으로 반대편 손을 잡는다. 잡
은 손으로 천천히 옆으로 당기고 상체를 쭉 편다.

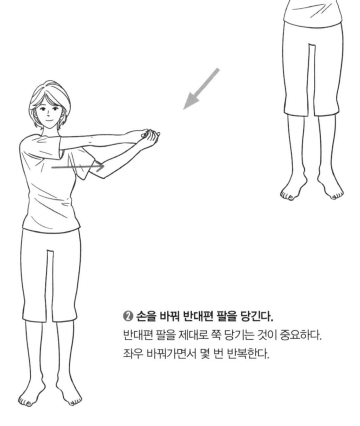

❷ 손을 바꿔 반대편 팔을 당긴다.
반대편 팔을 제대로 쭉 당기는 것이 중요하다.
좌우 바꿔가면서 몇 번 반복한다.

장을 건강하게 하고 면역력을 높이는 스트레칭!

복부 자극하기

➊ 갈비뼈 아래를 잡고 크게 숨을 들이마신다.

어깨너비만큼 다리를 벌리고 등 근육을 쭉 뻗으면서 선다. 양손으로 갈비뼈 바로 아래 부위를 세게 잡고 온몸을 쭉 펴면서 숨을 천천히 들이마신다.

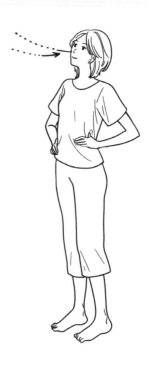

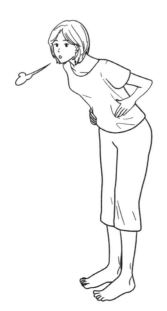

➋ 양손으로 배를 꾹 누르면서 앞으로 숙인다.

양손으로 배를 꾹 누르면서 천천히 숨을 뱉고 몸을 앞으로 숙인다. ①과 ②를 5~10회 반복한다. 손 위치를 배꼽 바로 옆으로 옮기고 같은 동작을 반복한다. 허리뼈 바로 위로 손 위치를 바꾸어 똑같이 반복한다.

②
낮에는 자투리 시간에
연동운동을 촉진한다

교감신경의 기능이 상승하는 낮에는 장 활동을 억제하지만 점심 식사 후에는 소화를 촉진해서 이후 변을 잘 만들 수 있는 장 상태를 유지하게 하는 것이 중요합니다. 특히 앉아서 같은 자세로 일하는 사람은 장운동이 정체되기 쉬우니 주의해야 합니다.

어깨뼈와 고관절, 다리를 푸는 스트레칭은 부교감신경의 기능을 높입니다. 근무 중 자투리 시간이나 식후 휴식 중 기분 전환을 겸해 스트레칭을 하면 상승된 교감신경이 안정되면서 장의 연동운동을 촉진합니다.

또한 허리와 배를 움직여서 장에 자극을 주면 점심 식사 후 소화가 잘되고 변비도 해소됩니다. 일과 가사 등의 자투리 시간에 1분간 몸을 움직여서 장의 연동운동을 촉진합시다.

어깨뼈 풀기

한쪽 팔을 앞으로 내밀고 팔꿈치를 90도로 굽힌다. 반대편 손으로 팔꿈치를 고정하고 손목을 좌우로 돌린다. 다른 팔도 똑같이 반복한다.

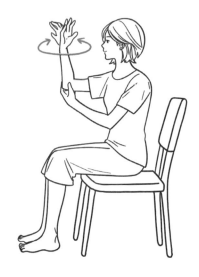

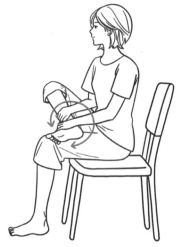

고관절 풀기

의자에 깊게 앉는다. 한쪽 발을 반대편 무릎 위에 올리고 발목을 돌린다. 좌우 같은 동작을 반복한다.

허리 돌리기

❶ 변이 쌓이기 쉬운 포인트를 꾹 누른다.
등 근육을 펴고 왼손으로 갈비뼈 밑을,
오른손으로 허리뼈 위를 세게 꾹 누른다.

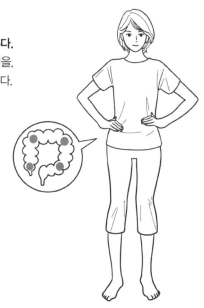

❷ 좌우로 8번씩 크게 허리를 돌린다.
항문에 힘을 주어 조이면서 허리를 오른쪽으
로 크게 8번 돌린다. 반대로도 똑같이 8번 돌
린다. 다음에는 오른손을 갈비뼈 아래에, 왼
손을 허리뼈 위로 위치를 옮기고 허리를 8번
크게 돌린다. 반대로도 8번 돌린다.

장을 건강하게 하고 면역력을 높이는 스트레칭!

발목 돌리기

발목을 잡고 한 발로 선다. 발꿈치를 엉덩이 쪽으로 당기고 그 자세로 10초간 흔든다. 반대쪽 손은 허리에 둔다. 균형을 잡을 수 없을 때는 어딘가를 잡아도 된다.

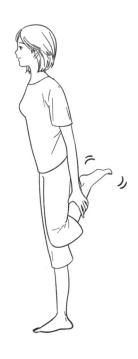

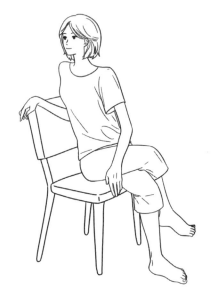

허리 비틀기

의자에 앉아서 오른쪽 다리를 위로 다리를 꼰다. 오른쪽으로 몸통을 돌린다. 이때 오른손은 의자 등받이를 잡고 왼손은 다리가 움직이지 않도록 누른다. 반대쪽도 똑같이 반복한다.

❸
자기 전 장의 피로를 풀어준다

장은 하루 종일 쉬지 않고 계속 움직이지만 가장 활발하게 활동하는 것은 자고 있을 때입니다. 장도 인간과 같아서 열심히 일하려면 제대로 쉬어 피로를 풀어야 합니다. 다음 날 아침 배변할 변을 잘 만들기 위해서라도 저녁에 스트레칭으로 장의 피로를 풀어주어야 합니다.

잠들기 전에 실천하면 부교감신경의 기능이 상승되어 원활하게 잠자리에 들 수 있습니다.

운동을 꼭 해야 한다고 생각하면 그 자체가 스트레스이고 오히려 부담될 수 있습니다. 가벼운 마음으로 시도해야 장을 건강하게 합니다.

여기서 소개할 운동은 몸을 펴고 흔드는 간단한 움직임을 하는 것입니다. 모두 1분 안에 할 수 있는 것들입니다. 꼭 시도해보기 바랍니다.

온몸 스트레칭

온몸을 긴장시킨 후 순식간에 힘을 빼는 운동이다. 장을 바른 위치로 되돌리는 효과를 더하고, 피로한 몸과 마음을 풀어주는 효과가 있다.

❶ 양손을 교차해서 온몸을 쭉 편다.
하늘을 보고 누워 양팔을 머리 위에서 교차하고, 다리는 엄지발가락을 겹치게 둔다. 천천히 숨을 내뱉으면서 머리에서 발가락 끝까지 쭉 늘린다.

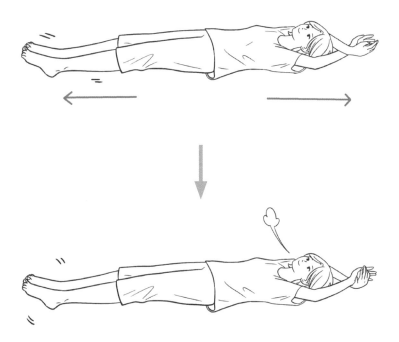

❷ 숨을 내뱉으면서 한꺼번에 힘을 뺀다.
숨을 뱉으며 온몸의 힘을 한꺼번에 뺀다. 긴장과 완화 운동을 5회 반복한다.

장을 건강하게 하고 면역력을 높이는 스트레칭!

고양이 자세

고양이가 기지개를 켜는 자세의 운동으로 장을 펴주는 것이 목적이다. 사람은 하루 종일 서서 생활하므로 장이 밑으로 쏠려 내려가 있다. 이것을 원래 위치로 되돌린다.

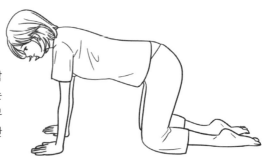

❶ 엎드리기
양손과 두 무릎을 바닥에 대고 엎드린다. 양손은 어깨너비만큼, 양 무릎은 어깨너비보다 약간 넓게 벌린다.

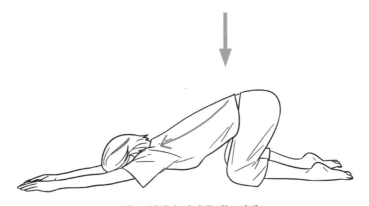

❷ 고양이가 기지개 켜는 자세
양손을 천천히 앞으로 늘리면서 머리를 밑으로 내린다. 배, 가슴, 겨드랑이 순으로 스트레칭한다. 특히 복부를 의식하며 이 자세를 30초간 유지한다.

골반 흔들기

온몸의 힘을 뺀 상태에서 골반을 흔든다. 비뚤어진 몸을 바르게 하고 관절
주변 근육을 푸는 효과가 있다.

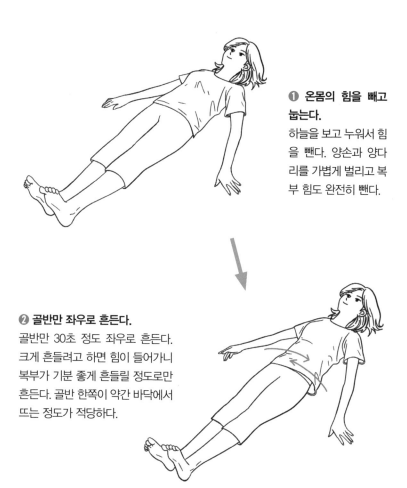

❶ 온몸의 힘을 빼고
눕는다.
하늘을 보고 누워서 힘
을 뺀다. 양손과 양다
리를 가볍게 벌리고 복
부 힘도 완전히 뺀다.

❷ 골반만 좌우로 흔든다.
골반만 30초 정도 좌우로 흔든다.
크게 흔들려고 하면 힘이 들어가니
복부가 기분 좋게 흔들릴 정도로만
흔든다. 골반 한쪽이 약간 바닥에서
뜨는 정도가 적당하다.

장을 건강하게 하고 면역력을 높이는 스트레칭!

하늘 자전거

바로 누워서 양손으로 등을 받치고 하반신을 위로 높게 올린다. 자전거 바퀴를 밟듯이 발 구르기를 30초간 이어서 한다.

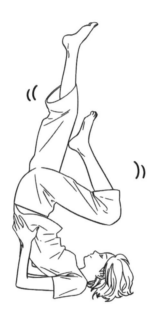

④
좌변기 위에서 운동하기

변이 마렵지만 잘 나오지 않을 때는 항문 부근 근육과 장을 자극하는 가벼운 운동으로 배변할 수 있는 힘을 길러줍니다. 양다리를 최대한 벌리고 무릎을 굽히면서 허리를 내리면 평상시 쓰지 않던 고관절 주변 근육이 스트레칭되어 복근과 장을 자극하는 효과가 있습니다.

'항문 트위스트'는 엉덩이를 비틀어 배변과 관계있는 괄약근을 단련하고 '배변 센서'의 감도를 높입니다. 화장실에 가기 전에 시도해보기 바랍니다.

화장실에서 오랫동안 배에 힘을 주는 것은 좋지 않습니다. 변기에 앉아서 할 수 있는 간단한 운동은 "이제 곧 나온다"는

장을 건강하게 하고 면역력을 높이는 스트레칭!

타이밍에서 해야 합니다.

배변이 힘들다고 짜증 내면 교감신경이 상승해 오히려 배변을 어렵게 합니다. 편안한 마음으로 도전하십시오. 그래도 성공하지 못했다면 일단 화장실에서 나오기 바랍니다.

일본 스모 선수처럼

❶ 다리를 넓게 벌리고 엉덩이를 내린다.
다리는 어깨너비보다 넓게 벌린다. 이 자
세로 천천히 무릎을 구부리고 허리를 아
래로 내린다.

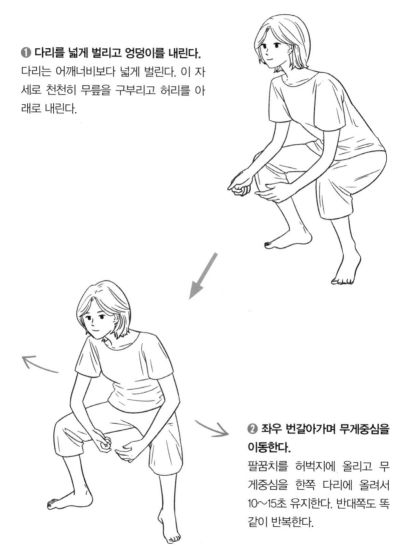

**❷ 좌우 번갈아가며 무게중심을
이동한다.**
팔꿈치를 허벅지에 올리고 무
게중심을 한쪽 다리에 올려서
10〜15초 유지한다. 반대쪽도 똑
같이 반복한다.

장을 건강하게 하고 면역력을 높이는 스트레칭!

엉덩이 트위스트

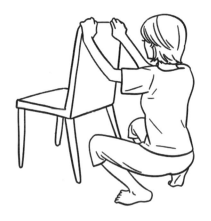

❶ 다리를 벌리고 앉는다.
의자 등받이를 잡고 다리를 넓게 벌리고 앉는다. 발뒤꿈치를 바닥에 붙일 수 있으면 붙인다.

❷ 허리를 좌우로 비튼다.
왼쪽 무릎을 바닥에 닿게 눕힌 다음 왼쪽 엉덩이를 아래로 내리고 허리를 오른쪽으로 비튼다. 이번에는 오른쪽 무릎을 내리고 허리를 왼쪽으로 비튼다. 항문 주변 근육에 힘이 가해지는 것을 의식한다.

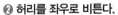
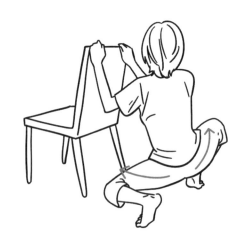

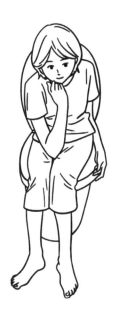

생각하는 사람

누구나 잘 알고 있는 로댕의 '생각하는 사람' 자세를 따라 한다. 아주 간단한 스트레칭이면서 장을 확실하게 자극한다.

상체 비틀기

등 근육을 펴고 좌변기에 깊숙이 앉아서 상반신을 좌우로 확실하게 비튼다.

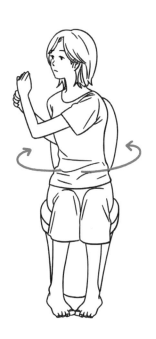

장을 건강하게 하고 면역력을 높이는 스트레칭!

엉덩이 밀기

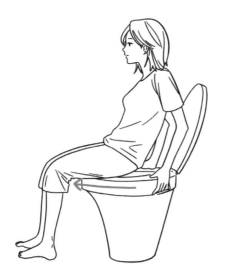

❶ 변기를 양손으로 잡고 몸을 안정시킨 다음 엉덩이를 살짝 위로 올린다. 허리를 앞으로 밀어낸다.

❷ 허리를 굽히고 엉덩이를 뒤쪽으로 밀어 넣는다. 이 동작을 10회 반복한다.

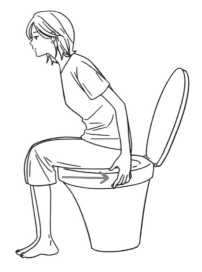

면역력 강화! 장운동을 위한 활동 Q&A

> **Q** 장 트러블이 있으면
> 몸에 어떤 영향을 미치나요?

A 가장 많은 증상은 변비입니다. 환자를 보면 바로 알 수 있습니다. 얼굴과 몸에 부종이 있고 체취, 구취 등 변비 특유의 느낌이 있습니다. 복부 팽창으로 아랫배가 볼록 나와서 힘들어하는 사람도 있습니다. 이것만이 아닙니다. 장 안에 대변이 쌓인 채 내버려두면 유해물질이 발생해 대장암 등 여러 병으로 이어집니다. 또 해로운 물질이 장에서 흡수되면 혈액을 통해 온몸에 퍼지고 면역력이 떨어져 피부 트러블만 아니라 어깨 결림, 냉증, 우울감 등의 증상으로 이어집니다.

Q 변비가 있으면 살이 잘 찐다고 하는데
사실입니까?

A 사실입니다. 변비가 있으면 장이 붓고 늘어나 밑으로 처집니다. 앞에서 말한 바와 같이 혈액순환이 잘되지 않으면 원래 온몸 세포에 골고루 전해져야 할 영양소가 피하지방 등에 쌓여 쉽게 살이 찝니다. 또 장에 노폐물도 잘 쌓여 약 3kg 정도 숙변이 만들어집니다. 숙변을 시원하게 내보내고 변비를 개선하는 것으로 장이 가벼워지면 처진 뱃살도 사라지고 날씬한 몸이 될 것입니다.

Q 여성이 변비에 잘 걸리는 이유는
무엇인가요?

A 변비는 스트레스와 운동 부족, 불규칙한 생활과 식습관 등이 원인입니다. 여성이 변비에 잘 걸리는 이유는 체중 감량을 위해 식사를 제한적으로 하는 사람이 많고, 장 주변 근육이 약하며, 여성 호르몬의 작용 등을 생각할 수 있습니다. 특

히 배 주변 근육이 약하면 대변을 내보내는 힘이 약해서 변비에 걸리기 쉽습니다. 나이가 들면 남성도 이 근육이 약해져 변비를 호소하는 분이 많습니다.

변비를 개선하려면 장 주변에 있는 근육을 단련해야 합니다. 이 책에서 소개한 스트레칭 이외에도 저녁 식사 후 30분 정도 걷는 것이 도움이 됩니다.

> **Q** 변비약은 가능한 한 복용하지 말라고 하는데 그 이유는 무엇입니까?

A 2~3일 동안 배변을 하지 않았다고 해서 변비라고 하지는 않지만 며칠 배변을 하지 않으면 바로 변비약에 손이 갑니다. 변비약을 평소 습관적으로 복용하면 약에 의존하게 됩니다. 또 변비약은 장을 세게 자극하기 때문에 장이 아프거나 설사 증상이 나타나 화장실을 급하게 찾을 수 있습니다.

변비약을 무턱대고 복용하기보다는 증상이 걱정된다면 먼저 전문가를 만나 상담을 받아야 합니다. 증상에 따라 다양한 처방을 할 겁니다.

A 장내 세균에는 '뚱뚱이 균', '날씬이 균'이라는 균이 살고 있습니다. 그 비율은 날씬하거나 표준 체중인 경우 뚱뚱이 균 40%, 날씬이 균 60%라고 합니다. 반대로 뚱뚱한 사람은 그 비율이 6~7 대 4~3이라고 합니다.

뚱뚱이 균은 필요 이상의 영양 성분까지 흡수하기 때문에 뚱뚱이 균이 늘어나면 살찌기 쉬운 몸이 됩니다. 뚱뚱이 균을 줄이고 날씬이 균을 늘리는 방법은 유익균의 먹이가 되는 유산균과 식이섬유를 함유한 식품을 잘 챙겨 먹는 일입니다.

Q 변이식(Fecal microbiota transplant)이
   무엇입니까?

A 어머니 자궁에서 태어난 아기의 장내 환경은 어머니와 비슷하다고 합니다. 분만할 때 어머니 변의 장내 세균의 영향이라고 생각합니다. 이런 보고도 있습니다. 뚱뚱한 사람과 마

른 사람 변에 들어 있는 장내 세포를 각각 쥐에게 이식한 결과, 마른 사람 변을 이식한 쥐의 체중에는 변화가 없었지만 뚱뚱한 사람 변을 이식한 쥐는 체중이 늘었다고 합니다. 그래서 마른 사람이나 장내 환경이 잘 다스려진 사람 변에 있는 장내 세균을 이식하는 것으로 장내 환경을 개선할 수 있다는 사실을 알았습니다.

최근에는 원하는 장내 세균뿐 아니라 다른 병균 등도 함께 이식할 위험이 있어 신중하게 검토합니다. 다른 사람 변을 이식하기보다는 자신이 젊었을 때 변을 잘 보존해두었다가 이식하는 것이 더 안전하고 효과가 있다고 합니다.

> **Q 장운동을 위해
> 어릴 때부터 유의해야 할 점은 무엇일까요?**

A 태어날 때는 어머니 장내 환경과 거의 비슷하지만 성장하면서 바뀝니다. 어른과 마찬가지로 식사할 때 요구르트 등 유산균이 함유된 식품을 먹는 것이 중요하고, 식이섬유를 함유한 식품을 반드시 먹어야 합니다.

참고로, 식이섬유 하루 섭취량은 남성 20g, 여성 18g 이상입니다. 어릴 때부터 확실하게 식이섬유를 먹어서 매일 아침 배변하고 등교하는 습관을 들이는 것이 이상적입니다.

경험담: 장을 다스리면 이런 기쁜 일도 있다

경험담 ①

매일 아침 '물 한 잔'으로
임신 중 지독했던 변비 해결

― 32세, 전업주부

어렸을 때부터 장이 아주 건강해서 변비 같은 것으로 고민해본 적이 없었습니다. 그래서 임신했을 때도 딱히 신경 쓸 필요가 없다고 생각했습니다. 그런데 그렇지 않았습니다. 임신 후반부에 변비로 정말 고생했습니다. 그렇다고 약을 먹을 수도 없으니 말입니다.

그래서 매일 아침 '아마유 한 큰술'과 '물 한 잔' 마시는 일을 실천했습니다. 이것만으로 장의 상태가 완전히 달라졌습니다.

아마유는 '마시는 미용 오일'로 유명한데 배변 활동에도 좋다는 것이 놀라웠습니다. 매일 아침 아마유 한 큰술을 요구르트와 토마토 등 채소에 뿌려서 먹었습니다. 귀찮을 때는 숟가락에 덜어 아마유만 삼키기도 했습니다. 이렇게 적은 양으로도 과연 효과가 있을까 반신반의했지만 어려운 것도 아니고 미용에도 좋다니 습관적으로 먹었습니다.

또 변비를 개선하려면 수분 보충이 중요하다는 것을 알고 있었습니다. 하루 종일 의식적으로 물을 마시는 것은 물론, 아침에도 식사 준비를 하면서 미지근한 물과 찬물을 수시로 마셨습니다.

특별히 배변을 촉진하는 효과를 얻기 위해 중요한 것은 일어나자마자 물 한 잔을 마시는 것입니다. 그렇게 하면 장이 자극을 받아 배변이 쉬워진다고 합니다.

제가 힘들었던 것은 변의를 느끼고 화장실에 갔지만 나올 듯하면서 안 나오는 것이었습니다. 앞에서 말씀드린 두 가지 방법으로 이런 고민이 해결되었습니다.

아마유는 장 속에서 윤활유 역할을 하고, 물은 대변을 부드럽게 해서 아침에 일어나자마나 마시는 것으로 배변을 촉진합니다. 그 덕분에 시원하게 배변을 할 수 있었습니다. 둘 다 많지 않은 양을 마시는 간단한 일이었지만 하는 것과 안 하는 것은 차이가 컸습니다. 임신 중에는 스트레스받을 일이 많은데 변비 따위로 걱정거리를 늘리고 싶지 않습니다.

경험담 ②

'천천히' 움직이면서 몸과 마음도 아름답게

— 25세, 직장인

어렸을 때부터 성격이 급했는데, 사회생활을 하면서 더 심해졌습니다. 특히 아침에는 복잡한 지하철만이 아니라 회사에 도착했어도 층마다 멈추는 승강기 때문에 마구 짜증 났습니다. 이런 모습을 본 동료들은 '괴물 같은 얼굴'이라고 저를 놀렸습니다.

그러던 어느 날, 변비와 복통이 심해서 병원을 찾았습니다.

검사 결과 특이 사항은 없고 의사 선생님으로부터 "자율신경이 고르지 않고 흐트러져 있습니다"라는 지적을 받았습니다.

이것을 치유하려면 평상시 '천천히'라는 단어를 의식하면서 행동해야 한다고 했습니다. 그렇게 하면 자연히 호흡이 안정되고 자율신경이 균형이 잡혀 장의 움직임도 좋아진다는 것입니다. 돈이 드는 것도 아니고 '일단 해보는 것이 좋다'는 의사 선생님 조언도 있어서 실천해보기로 했습니다.

가장 중요한 것은 '아침의 행동'입니다. 아침에 느긋하게 움직이는 것으로 잘 다스려진 자율신경의 균형은 그날 하루 종일 지속되는 경향이 있다고 합니다. 또 변비를 해소하기 위해서 바나나 하나라도 좋으니 아침 식사를 거르지 말라고 했습니다.

저는 1분이라도 더 자고 싶어 아침마다 항상 허둥지둥했습니다. 잠옷을 벗어던지고 이불을 개지도 않고 출근했습니다. 아침 식사 같은 것은 당치도 않은 생활이었습니다.

먼저, 평상시보다 30분 일찍 일어나는 것부터 했습니다. 전날 밤옷과 구두 등 가능한 한 모든 것을 준비해두었습니다. 첫날은 정말 힘들었지만, 시간 여유가 생기니 마음의 여유도 생긴다는 것을 실감하고 쾌감을 느꼈습니다. 지금은 1시간 더 일찍 일어납니다. 스트레스를 느끼면 호흡을 깊게 해서 마음을 가라앉힙니다.

정신력이 강해졌고 동료들과도 잘 지내게 되었으며 변비가 해소되었습니다. 특히 달라진 점은 아침에 확실하게 용변을 볼 수 있다는 것입니다.

최근에는 동료들이 "괴물 같은 얼굴에서 사람 얼굴이 되었다"는 말을 합니다. 이제는 부처님 같은 얼굴이 될 수 있도록 계속 노력하겠습니다. 다만 가능한 범위에서 하겠습니다. 이것이 가장 중요한 점이라고 생각합니다.

경험담 ③

여행 후에는 '가볍게 단식', 힘들었던 위와 장을 재정비한다

– 45세, 여행사 근무

해외여행이 취미라서 시간이 생기면 바로 떠납니다. 여행의 묘미는 뭐니 뭐니 해도 식도락입니다. 여행 중에는 여하튼 잘 먹고 마십니다. 그러니 귀국하면 몸이 무거워져 위가 힘들어 한다는 것을 느낍니다. 40대가 되니 특히 위의 비명이 더 크게 들립니다.

여행 친구들로부터 추천받은 '단 하루 가벼운 단식'을 해보기로 했습니다. 소화와 흡수를 위해서 끊임없이 일하는 위를 쉬게 하는 것으로 몸 안의 모든 기관도 쉴 수 있고 장내 환경도 다스리는 효과가 있습니다. 방법은 간단합니다. **"24시간 물말고 아무것도 먹지 않기."** 차도 커피도 마시지 않습니다.

시작하기 전에는 빈속으로 견딜 수 있을지 자신이 없었지만 여행 후라 위도 늘어나 있었고 하루만 하는 것이라 가볍게 스트레스 없이 완주할 수 있었습니다. 점심시간이 지나니 다소 입이 궁금해지기는 했지만 견딜 정도였습니다. 저녁에는 배에서 꼬르륵 소리가 났지만 그것은 장 안을 대청소한다는 신호입니다.

그런데 밤이 되니 역시 배가 고파 빨리 잠을 청했습니다. 다음 날 물 한 잔과 바나나, 요구르트를 먹었습니다. 단식한 후에는 폭식과 폭음을 절대 해서는 안 되기 때문에 위장에 부담이 가지 않는 것을 먹었습니다.

'단 하루 가벼운 단식'이라 솔직히 눈에 띌 정도로 효과가 있는 것은 아닙니다. 그럼에도 이것으로 위장을 확실히 쉬게 할 수 있었다고 생각합니다. 그리고 평상시 얼마나 필요 이상의 음식을 먹는지도 알았습니다.

여러 방법의 '단식'이 유행하는데 지나치게 힘들면 자율신경이 망가지는 역효과를 낳을 수 있으니 어디까지나 가볍게 해야 합니다. 자신에게 스트레스가 되지 않을 정도의 방법으로 지속하는 것이 중요합니다.

경험담 ④

냉증을 없애고 자율신경을 다스린다

― 27세, 사무직

지금 직장은 남성과 외국인이 많아서 계절과 상관없이 사무실이 항상 춥습니다. 특히 여름에는 실내외 온도 차가 너무 심해서 집에 돌아오면 몸이 나른하고 소파에 그대로 쓰러져 잠드는 날도 있었습니다.

몸의 냉증은 위장을 비롯한 내장의 활동을 나쁘게 하고 자율신경의 균형도 무너뜨린다는 무서운 이야기를 들었습니다. 냉증은 만병의 근원이라고 합니다.

사무실에서는 어깨 숄과 무릎담요가 꼭 필요하고, 지금은 다리 토시를 하고 양말도 신고 있습니다. **엉덩이와 허벅지를 따뜻하게 해야 발끝부터 따뜻해진다고 들어서 치마를 입을 때는 안에 털실 속바지 같은 것을 입습니다.** 생리 기간에는 찜질팩을 배에 붙여 차갑지 않게 합니다. 이렇게 몸을 따뜻하게 하자 생리통이 완화되었습니다.

집에 돌아와서는 바로 소파에 눕지 않고 먼저 욕조에 따뜻한 물을 받았습니다. 여름에는 샤워만 하는 경우가 많았지만 여름이야말로 욕조에서 몸을 데워야 한다고 들어서 습관이 되도록 노력했습니다. 물 온도는 40℃로 맞추었습니다.

입욕 시간은 15분 이내로 하는 것이 자율신경을 위해 가장 좋다고 합니다. 어깨까지 담그고 5분, 반신욕 10분. 이것이 혈액순환에도 장에도 좋은 온도이며 최고 입욕법입니다. 좋아하는 향을 입욕제로 넣으면 마음이 편안해지는 효과도 있습니다.

몸을 따뜻하게 하면 잠도 잘 잡니다. 이불에 들어가 배에 손을 얹고 '4초간 들숨, 8초간 날숨' 호흡법을 반복하면 바로 잠이 듭니다. 특히 목욕을 하면 수면이 깊어져 피로도 잘 풀립니다. 계속 '몸속부터 따뜻하게 할 것'을 의식하고 어릴 때부터 낮았던 기초체온을 1℃라도 올리려 노력하고 있습니다.

경험담 ⑤

드라이기로 뜸질을 시작하다

- 35세, 작가

글을 쓰면서 오랫동안 저녁에 주로 활동하는 생활을 했습니다. 마감이 다가오면 밤을 새우는 날도 있고, 일어나는 시간은 대개 오후였습니다. 밤에는 잠을 잘 수 없어 약에 의존하는 경우도 있었습니다.

불규칙한 생활 때문인지 복통을 느끼는 날도 자주 있었습니다. 아무래도 자율신경이 망가지면서 불면증과 장내 환경 악화를 초래한 거 같았습니다. 옛날에는 젊은 패기로 이겨나

갔는데 이제는 안 되겠다는 생각에 대책을 강구했습니다. 자율신경을 다스리기 위해 가장 손쉬운 방법을 시도해보았습니다.

(1) 드라이기 뜸질로 혈을 자극하다

원래 뜸은 약쑥에 불을 붙여 하는 것인데 혈을 데우기만 하면 되는 것이라면 드라이기라도 상관없다고 합니다. 정수리에 위치한 '백회'라는 혈은 자율신경을 다스리는 효과가 있습니다. 머리를 말릴 때 드라이기를 약한 온풍으로 해서 1~2분 쐬기를 4~5회 반복합니다. 간단하지만 두피가 긴장에서 풀리는 것 같아서 기분이 좋습니다.

(2) 뻣뻣하고 딱딱해진 목을 유연하게

자율신경이 모여 있는 목은 컨디션을 조절할 수 있는 포인트라고 합니다. 목의 뻐근함을 따뜻하게 해서 푸는 것으로 부교감신경의 기능을 활성화합니다. 어깻죽지가 딱딱해지고 혈액순환이 나빠지면 자율신경은 점점 더 망가집니다.

최근에는 발열이나 보온 효과가 있는 귀여운 목도리 등을

파니 이런 것들을 이용해 잠들기 전에 목을 따뜻하게 하는 것
도 하나의 방법입니다.

목 뒤에서부터 천천히 그리고 확실하게 온기가 전해져 말로
표현할 수 없는 휴식을 느낄 수 있습니다. 그리고 자연히 눈이
감깁니다. 밤에 잠을 잘 자면 아침에 자연히 눈을 뜹니다. 이
와 더불어 장도 좋아집니다.

경험담 ⑥

발효식품을 지속해서 먹는 것이 중요하다

– 35세, 의류점 근무

옛날부터 변비가 있어서 설사약을 복용했습니다. 최근 1주
동안 한 번도 배변을 하지 못해서 병원을 찾았습니다. 여기
서 '장의 부기' 이야기를 들었습니다. 장도 얼굴이나 발과 같
아서 대장의 수분이 제대로 배출되지 않으면 부기가 생긴다
고 합니다.

저처럼 오랜 기간에 걸쳐 설사약을 복용한 사람들 사이에

서 많이 발견되는 증상이라고 합니다. 변비는 물론이고 살이 잘 찌고 면역력이 떨어져 좋을 것이 하나도 없다고 했습니다. 장이 나쁘면 건강과 직결된다는 무서운 이야기도 들었습니다. 의사 선생님에게서 조언을 얻고 제 식생활을 되돌아보았습니다.

먼저 발효식품을 먹어야 합니다. 낫토, 김치, 피클, 치즈, 장아찌, 요구르트 등 그 종류는 풍부합니다. 저는 점심과 저녁을 밖에서 먹는 경우가 많아서 아침 식사에서는 반드시 발효식품을 먹었습니다.

추천하는 음식은 된장국과 김치와 장아찌입니다. 된장국은 밤에 만들어두었다가 아침에 데워 먹을 수 있고 내용물을 조금 바꾸는 것으로 다양한 된장국을 즐길 수 있습니다. 김치와 장아찌는 시중에서 파는 것을 먹을 때도 있고, 집에서 담근 것을 먹을 때도 있습니다.

아침에는 바쁘기도 하고 식욕마저 없으니 된장국과 김치만 먹어도 됩니다. 그것도 어려울 때는 감주두유 감주와 두유를 1 대 1 로 섞은 것을 한 잔 마시고 출근합니다. 그리고 여유가 있으면 자기 한 시간 전 따뜻한 요구르트를 먹었습니다.

이것만 했습니다. 그런데 1주 동안 지속한 결과 지독한 변비가 거짓말처럼 해소되었습니다. 결과로 나타나니 즐거운 마음으로 지금도 지속하고 있습니다.

섭취한 균은 그대로 장에 정착하지 않기 때문에 매일 계속해서 먹는 것이 중요합니다. 하지만 '먹어야 한다'는 스트레스는 역효과로 이어집니다. 너무 집착하지 말고 무리하지 않는 범위에서 오랫동안 지속하는 것이 중요합니다.

경험담 ⑦

아침, 점심, 저녁 스트레칭으로
장이 움직이면 쾌감을 느낀다!

– 30세, 시스템 엔지니어

평일에는 아침부터 밤까지 컴퓨터 앞에 계속 앉아 있습니다. 회사도 지하철역과 이어져 있어서 걷는 시간이 많지 않습니다. 몇 년 전에는 헬스장에 다녔지만 이사하면서 끊었습니다. 지금은 운동 부족입니다.

옛날에는 과식해도 바로 체중은 되돌릴 수 있었는데, 지금은 먹은 만큼 그대로 살이 되는 것을 실감합니다. 운동 부족이 장운동도 방해한다고 생각합니다. 그렇다고 퇴근하고 운동을 할 기력 같은 건 없습니다. 손쉽게 할 방법이 없을까 하다가 간단한 스트레칭을 실천하기로 했습니다.

아침에 일어나면 먼저 커튼을 걷고 아침 햇살을 받습니다. 그리고 침대에 누운 상태로 양 무릎을 좌우로 넘겨주는 트위스트 운동을 합니다. 천천히 몸을 깨운 다음, 다리를 위에 올려서 하늘 자전거를 탑니다. 이것이 상당히 효과가 있습니다.

점심밥을 먹고 나서 장의 두 귀퉁이를 꾹 잡고 허리를 크게 돌립니다. 좌우로 8번 정도 합니다.

밤에는 자기 전 침대에 누워서 천천히 온몸을 편 다음, 숨을 내뱉으면서 힘을 한꺼번에 쑥 뺍니다. 이것을 5번 정도 합니다. 천장을 보고 누워서 온몸의 힘을 빼고 안정된 상태로 30초 정도 골반만 좌우로 흔듭니다.

마지막에는 엎드려서 요가에서 단골로 나오는 '고양이 자세'를 합니다. 심호흡을 하면서 30초 정도 이 자세를 유지합니다.

가벼운 스트레칭이라서 급격한 체형 변화는 없지만, 배에서 쪼르륵 소리가 나고 장이 움직인다는 것을 알 수 있습니다. 장이 움직이면 정말 기분이 좋습니다. 최근에는 더 잘 움직이게 하고 싶어서 한 정거장 전에 지하철에서 내려 집까지 걸어온 적도 있습니다.

맺음말

신형 코로나바이러스가 수습된다고 해도 면역력을 유지하고 높이는 일은 중요합니다. 면역시스템은 15세에 완성되고 20세가 지나면 면역력이 떨어집니다.

면역력을 유지하고 높이는 것은 일상생활에 달려 있습니다.

아침에 일어나 창문을 열고 햇빛을 맞습니다. 물 한 잔을 마시고 체중을 잽니다. 장 스트레칭으로 몸을 유연하게 하고 화장실에 갑니다. 바쁜 날에도 아침 식사를 거르지 않고 장내 환경에 좋은 식재료를 엄선합니다. 작은 변화이지만 몸에 좋은 변화가 나타날 겁니다.

장을 활성화하는 것으로 또 하나 간과할 수 없는 효과가 있습니다. 이 책에서도 계속 언급했는데 장내 환경을 다스리면

202

자율신경도 잘 다스려집니다.

또 자율신경을 다스리면 장운동도 좋아집니다. 자율신경의 균형이 좋아지면 집중력이 높아지고 업무 효율과 운동 능률도 상승합니다. 심신이 안정되어 스트레스에도 강해집니다.

면역력을 유지하고 높이면 바이러스를 이기고 병에 걸리지 않는 것만이 아닙니다. 마음의 안정과 충만감을 함께 느끼는 진정 건강한 생활을 할 수 있습니다.

"장을 다스리면 인생이 달라진다"고 환자들에게 조언합니다. 저는 이제부터 장이 가지고 있는 힘과 가능성을 많은 사람에게 전하고 싶습니다. 이 책이 여러분 건강과 풍요로운 생활에 일조한다면 더할 나위 없이 기쁘겠습니다.

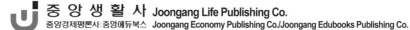

중 앙 생 활 사 Joongang Life Publishing Co.
중앙경제평론사 | 중앙에듀북스　Joongang Economy Publishing Co./Joongang Edubooks Publishing Co.

중앙생활사는 건강한 생활, 행복한 삶을 일군다는 신념 아래 설립된 건강 · 실용서 전문 출판사로서
치열한 생존경쟁에 심신이 지친 현대인에게 건강과 생활의 지혜를 주는 책을 발간하고 있습니다.

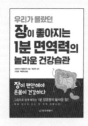

우리가 몰랐던 **장**이 좋아지는 **1분 면역력**의 놀라운 건강습관

초판 1쇄 발행 | 2021년 10월 25일
초판 2쇄 발행 | 2023년　9월 25일

지은이 | 고바야시 히로유키(小林弘幸)
감　수 | 박선무(SunMu Park)
옮긴이 | 고선윤(SunYun Ko) · 박은정(EinJung Park)
펴낸이 | 최점옥(JeomOg Choi)
펴낸곳 | 중앙생활사(Joongang Life Publishing Co.)

대　　표 | 김용주
책임편집 | 이상희
본문디자인 | 박근영

출력 | 삼신문화　종이 | 한솔PNS　인쇄 | 삼신문화　제본 | 은정제책사

잘못된 책은 구입한 서점에서 교환해드립니다.
가격은 표지 뒷면에 있습니다.

ISBN 978-89-6141-279-7(03510)

원서명 | 病気にならない1分免活

등록 | 1999년 1월 16일 제2-2730호
주소 | ㉾ 04590 서울시 중구 다산로20길 5(신당4동 340-128) 중앙빌딩
전화 | (02)2253-4463(代)　팩스 | (02)2253-7988
홈페이지 | www.japub.co.kr　블로그 | http://blog.naver.com/japub
네이버 스마트스토어 | https://smartstore.naver.com/jaub　이메일 | japub@naver.com
♣ 중앙생활사는 중앙경제평론사 · 중앙에듀북스와 자매회사입니다.

도서 주문	**www.japub.**co.kr	https://smartstore.naver.com/jaub
	전화주문: 02) 2253 - 4463	네이버 스마트스토어

중앙생활사/중앙경제평론사/중앙에듀북스에서는 여러분의 소중한 원고를 기다리고 있습니다. 원고 투고는 이메일을
이용해주세요. 최선을 다해 독자들에게 사랑받는 양서로 만들어드리겠습니다.　**이메일** | japub@naver.com